Michelle Jungmin Bang

SSUKGAT

Michelle Jungmin Bang

SSUKGAT

Vergessene koreanische Lebensweisheiten für Gesundheit und Langlebigkeit

Aus dem Englischen
von Sofia Blind

DUMONT

Die Ratschläge in diesem Buch sind von der Autorin und vom Verlag sorgfältig erwogen und geprüft worden. Sie ersetzen jedoch keinen Arztbesuch. Alle Angaben in diesem Buch erfolgen daher ohne jegliche Gewährleistung des Verlages und der Autorin. Eine Haftung der Autorin oder des Verlages und seiner Beauftragten für Personen-, Sach- und Vermögensschäden ist ebenfalls ausgeschlossen.

MIX
Papier | Fördert gute Waldnutzung
FSC® C083411
FSC
www.fsc.org

Das bei der Produktion dieses Buches entstandene CO_2 wurde durch die Finanzierung von Klimaschutzprojekten kompensiert:
climate-id.com/17531-2110-1001/de

Die amerikanische Originalausgabe erschien 2025 unter dem Titel
Sun and Ssukgat: The Korean Art of Self-Care, Wellness & Longevity
bei Harvest, ein Imprint von William Morrow, New York

1. Auflage 2025

Übersetzung: Sofia Blind
Illustrationen und Fotos im Innenteil: Michelle Jungmin Bang
Umschlaggestaltung: Lübbeke Naumann Thoben, Köln
Satz: Angelika Kudella, Köln
Gesetzt aus der Dante
Druck und Verarbeitung: CPI books GmbH, Leck
Gedruckt auf säurefreiem und chlorfrei gebleichtem Papier
Printed in Germany
ISBN 978-3-8321-6832-2

www.dumont-buchverlag.de

Für meine Familie

Inhalt

Ssukgat

Die Kraft von *Ssukgat*, der goldgelb blühenden Salatchrysantheme, wird oft ignoriert. Aber diese Pflanze ist mehr als eine hübsche Gartenblume. Ihre Heilkräfte werden in Korea seit Jahrhunderten geschätzt und von Generation zu Generation überliefert. Um *Ssukgat* zu finden, müssen Sie nach einem ihrer vielen Namen Ausschau halten – chinesisch *Tong Ho*, japanisch *Shungiku*, lateinisch *Glebionis coronaria*, englisch *Crown Daisy* oder *Garland Chrysanthemum*, deutsch Kronenwucherblume, Salat- oder Speisechrysantheme. Um sie anzubauen, können Sie Samen verwenden oder einen welken Stängel mithilfe von Erde, Sonne, Wasser und liebevoller Fürsorge erneut zum Blühen bringen. So kann *Ssugkat* immer wieder zum Leben erweckt werden – die Pflanze treibt jedes Mal Wurzeln, als wäre sie neu geboren.

Einleitung

Selbstfürsorge

Selbstfürsorge ist ein radikaler und dennoch jahrhundertealter Ansatz: das eigene Wohlergehen proaktiv zu steuern, anstatt nur zu reagieren. Es bedeutet, auf all die kleinen Dinge zu achten, die wir jeden Tag tun können, um uns besser zu fühlen und vermeidbaren Krankheiten und vorzeitigem Altern vorzubeugen, um ein längeres und erfüllteres Leben zu führen. Diese schlichte Weisheit praktizierten meine Vorfahren schon vor langer Zeit – eine Weisheit, die bewahrt und nicht vergessen werden sollte.

In der koreanischen Kultur bedeutet Essen Liebe und Selbstfürsorge

In koreanischen Familien verstecken sich Liebe und Anteilnahme überraschenderweise hinter Redensarten, die sich auf das Essen beziehen. »Hast du schon was gegessen?« ist ein Code für: »Wie geht es dir?« Auf einer noch tieferen Ebene heißt es: »Kümmerst du dich ordentlich um dich selbst?« Diese fein abgestimmten Nuancen haben mit uralten koreanischen Überzeugungen und Traditionen zu tun, in denen Essen untrennbar mit Liebe und Selbstfürsorge verbunden ist. **In Korea dient Essen nicht nur dazu, den Bauch zu füllen; es bedeutet Trost, Gemeinschaft und ist die allererste Medizin**, die wir verwenden, um uns zu nähren und den Körper zu heilen.

Seit Jahrhunderten dienen in Korea einfache Heilmittel wie selbst gekochte Mahlzeiten aus bestimmten Zutaten dazu, Krankheiten zu behandeln und zu verhindern, dass frühe Symptome chronisch oder gar unumkehrbar werden. Meine Familie gab mir solche Gerichte zu essen, wann immer ich krank wurde. Die nahrhaften koreanischen Rezepte hatten meine Eltern als Immigranten ins US-amerikanische Brooklyn mitgebracht, wo ich geboren wurde und aufwuchs. Wenn ich mir den Magen verdorben hatte, gab meine Mutter mir *Juk*, einen warmen, tröstlichen Reisbrei, der leicht verdaulich und ideal für Kranke ist. Im Sommer kochte mein Vater *Samgyetang*, eine mit Ginseng und Klebreis angereicherte Hühnersuppe. Sie steckt voller Nährstoffe, um die Verluste durch den Schweiß auszugleichen. Und meine Großmutter machte mir mein Lieblingsessen: *Doenjang Jjigae*, einen Eintopf aus fermentierter Sojabohnenpaste voller gesunder probiotischer Stoffe, eiweißreichem Tofu und schmelzend zarten Zucchini. Dieses nahrhafte Willkommensessen machte mich glücklich, wenn ich vom College nach Hause kam; ich wusste, dass sie es für mich kochte, weil es mein Lieblingsgericht war.

Als ich älter wurde, das heimatliche Brooklyn verließ und zuletzt mit meinem Mann und zwei Kindern in Hongkong und Manhattan lebte, dachte ich oft an die heilsamen Familienrezepte meiner Kindheit. Als Burnout-geplagte Unternehmerin hatte ich mich weit von der koreanischen Weisheit der Selbstfürsorge entfernt. Wie viele andere Menschen erkannte ich, dass Stress und der moderne Lebensstil nicht nur meinen Körper und meinen Seelenfrieden zerstörten, sondern auch dem Planeten schadeten.

Als ich eines Morgens am Stanley Beach in Hongkong spazieren ging und über diese Fragen nachgrübelte, sah ich, wie sich eine Gruppe älterer Leute in Badekleidung versammelte. Auf den ersten Blick, aus der Ferne, sahen diese weißhaarigen Senioren mit ihrer Energie und ihrer straffen Haut wie junge Sportler aus. Sie hatten sich zum Freilufttraining verabredet und wechselten zwischen kraftvollen Schwimmzügen im Meer und tiefen Barfuß-

Rumpfbeugen am Strand ab. Auf dem Wasser tanzten Sonnenstrahlen. Sie wirkten zufrieden, im Einklang mit sich und der Welt.

In diesem Moment dämmerte es mir. Vielleicht ging es im Leben ja einfach darum, die Weisheit unserer Vorfahren mit dem zu verbinden, was wir inzwischen wissen?

Mein Weg zur Gesundheit

Alles begann damit, dass ich zum ersten Mal in meinem Leben in der Notaufnahme landete. Ich durchlebte eine der aufregendsten Phasen meiner Karriere: Ich hatte die Zero-Waste-Modefirma meiner Träume gegründet, und wir gewannen einen wichtigen Preis für sozial engagierte Unternehmen in Hongkong, was einen Wirbelwind von Publicity und Veranstaltungen nach sich zog. Als Geschäftsführerin war ich komplett darauf fokussiert, die Firma so schnell wie möglich groß zu machen, und arbeitete rund um die Uhr, angetrieben von schwarzem Kaffee und Schlafmangel. Ich stand Schmerzen durch, die ich anfangs für nebensächlich hielt, und ahnte nicht, welche gravierenden Folgen sie für meine Gesundheit haben würden. Mein Körper sandte mir Warnsignale, die ich allesamt ignorierte.

An jenem Tag hatte ich seit der Mittagszeit unerträgliche Schmerzen, die von meiner Körpermitte ausgingen und sich gegen Mitternacht so verschlimmerten, dass ich gezwungen war, ins Krankenhaus zu fahren. Wie sich zeigen sollte, hatten Magengeschwüre meine gesamte Magenwand zerfressen. Nach einer Nacht im Krankenhaus wurde ich mit Tabletten und der Anweisung, mir einige Zeit freizunehmen, entlassen. Aber was ich auch tat – ich fühlte mich trotz der Medikamente krank und konnte nicht ohne Schmerzen essen, obwohl ich zu den Menschen gehöre, die nur selten krank werden und sich nicht einmal erkälten.

Bis zu jener Phase meines Lebens hatte ich niemals innegehalten, um ernsthaft über mein Wohlbefinden nachzudenken. Als Mädchen hatte ich aktiv Tennis gespielt und blieb dadurch fit, ohne noch mehr für meine Gesundheit tun zu müssen. Aber im College, auf der Universität und danach als Mutter übernahm ich immer mehr Aufgaben und Verantwortung, und meine Belastung wuchs exponentiell an. Ich genoss das Gefühl, mich anzustrengen und Erfolg zu haben. Durchgearbeitete Nächte kamen regelmäßig vor. Wann immer ich erschöpft war, redete ich mir ein, mein Arbeitsethos sei wie ein Orden, den ich mit Stolz tragen könne. Später sollte ich entdecken, dass viele Menschen in meinem Freundeskreis, die ähnlich ununterbrochen arbeiteten, im Lauf der Zeit sogar noch ernsthaftere Gesundheitsprobleme entwickelt hatten. Für viele von uns war Gesundheit ein sekundäres Thema – der Tag hatte einfach nicht genug Stunden, um sie zur Kenntnis zu nehmen. Wir waren zu beschäftigt damit, zu arbeiten und unsere selbst gesteckten Ziele zu erreichen. Aber um welchen Preis? Es beunruhigte mich, dass ich immer mehr Medikamente brauchte, um die Magenschmerzen einzudämmen, die mein Leben beeinträchtigten.

Als Unternehmerin denke ich gern darüber nach, warum etwas nicht funktioniert. Warum gab es eine solche Diskrepanz zwischen dem, was ich – geprägt von meiner Erziehung – über Gesundheit zu wissen glaubte, und den schädlichen Auswirkungen, die meine Lebensweise auf meinen Körper hatte? Meine Überlegungen begannen an jenem Tag am Strand, und es fiel mir auf, dass ich in einem Erdteil lebte, in dem Essen als Medizin eine jahrhundertealte Tradition besitzt. Ich war am perfekten Ort, um altehrwürdige Wellness-Methoden aus erster Hand zu studieren, und so beschloss ich, durch Asien zu reisen und die uralten Praktiken für ein langes Leben zu erkunden, die es ringsumher zu entdecken gab.

Asiatische Länder gehören regelmäßig zu den gesündesten Orten der Welt, und ihr Wundermittel ist die präventive Selbstfürsorge. Im Jahr 2021 lagen Hongkong, Japan, Südkorea und Singapur auf den oberen Plätzen der UN-Statistik zur Lebenserwartung bei der Geburt.[1] Im japanischen Okinawa gibt es relativ zur Bevölkerung so viele Hundertjährige wie kaum anderswo auf der Welt, und der Prozentsatz der Fettleibigen bewegt sich hier im einstelligen Bereich. Hochrechnungen des Imperial College in London und der Weltgesundheitsorganisation deuten darauf hin, dass Südkorea bis 2030 als »langlebigste Nation« der Welt alle anderen Länder überholt haben könnte.[2]

Verschiedene Faktoren, darunter gute Ernährung schon in der Kindheit und eine erstklassige Gesundheitsversorgung, führen in Korea dazu, dass die Sterberaten aufgrund vermeidbarer chronischer Krankheiten wie Herzleiden oder Diabetes schätzungsweise halb so hoch sind wie in den Vereinigten Staaten. Fettleibigkeit, ein Hauptrisikofaktor für Krankheiten, kommt zehnmal seltener vor. Kein Ort ist vollkommen, aber diese Statistiken erklären, warum asiatische Länder seit Jahren die weltweiten Gesundheitsstatistiken anführen und warum insbesondere Korea allen Menschen als gutes Beispiel dienen kann, die ihr Wohlbefinden verbessern wollen.

Global war die koreanische Kultur noch nie so einflussreich wie heute. In seinem Artikel für den *Guardian* mit dem Titel »K-Everything« beschreibt der Journalist Tim Adams ihren unaufhaltsamen Aufstieg: »Die Welt hat sich in alles Südkoreanische verliebt« – von K-Pop, Filmen und Fernsehen bis zu koreanischer Mode, Technik und Küche. Als koreanische US-Amerikanerin der zweiten Generation hatte ich allerdings einen Großteil meines koreanischen Erbes ignoriert. Erst als ich mehr Zeit in Asien verbrachte und mit meinen Erkundungsreisen begann, entdeckte ich die Weisheit meines Heimatlandes und begriff, wie wichtig präventive Selbstfürsorge für unsere Gesundheit und ein langes Leben sind. Für mich war es eine unerwartet erfreuliche Heimkehr.

Weisheit von einst für das Wohlbefinden von heute

Unser Leben ist so hektisch, dass wir die Selbstfürsorge oft vergessen. Vielleicht schlafen wir nicht genug, weil wir uns auf eine Prüfung vorbereiten oder ein Team in unterschiedlichen Zeitzonen leiten. Vielleicht lassen wir Mahlzeiten aus, weil unser Terminkalender so voll ist, dass wir keine Zeit zum Essen oder für die Mittagspause haben. Ob als Angestellte, Selbstständige, Eltern oder Studierende – wir stehen täglich Hindernissen gegenüber, die unserem Körper viel abverlangen. Dazu kommt noch unsere digitale Rund-um-die-Uhr-Kultur, und so passiert es nur allzu leicht, dass unser Wohlbefinden zur Nebensache wird, insbesondere wenn alles andere einen wunderbaren Eindruck macht.

Oft werden wir erst aktiv, wenn wir gesundheitliche Probleme bekommen; so war es jedenfalls bei mir. Aber was würde geschehen, wenn wir auf vollkommen andere Weise über unseren Gesundheitszustand nachdenken würden? Was wäre, wenn wir, statt nur zu reagieren, einen proaktiven Ansatz verfolgten, der Selbstfürsorge zur obersten Priorität macht? Das bedeutet, jeder Krankheit einen Schritt voraus zu sein, indem wir den Körper darin bestärken, sich in einem kontinuierlichen, perfekt an unsere persönliche Physiologie angepassten Kreislauf selbst zu heilen. Statt auf äußere Symptome zu warten – wenn diese auftreten, ist es oft schon zu spät, um chronische Krankheiten zu verhindern –, sollten wir tägliche Gewohnheiten der Selbstfürsorge entwickeln, um unsere Abwehrkräfte zu stärken und Krankheiten zu verhüten. Im Ergebnis fühlen wir uns jünger, sehen jünger aus und leben möglicherweise Jahrzehnte länger.

Laut Google Trends ist die Zahl der Suchanfragen nach »selfcare«, Selbstfürsorge, seit der Coronapandemie explodiert. Wenn man den Begriff heute eingibt, liefert er unglaubliche sechs Milliarden Ergebnisse. Oft geht es dabei um weibliche Gesundheit, aber Selbstfürsorge ist kein kurzlebiger Trend, sondern von entscheidender Bedeutung für alle Geschlechter und Altersgruppen. Wichtige Gesundheitsinstitutionen wie die Mayo Clinic oder die Cleveland Clinic nehmen Selbstfürsorge ernst und sehen sie als essenziellen Aspekt von Gesundheit und Wohlbefinden. Ihrer Ansicht nach umfasst Selbstfürsorge Hygiene, Ernährung, Gesundheitskompetenz und genügend Körperwahrnehmung, um bei Bedarf medizinische Hilfe in Anspruch zu nehmen. Wissenschaftliche Untersuchungen zeigen, dass Selbstfürsorge positive Auswirkungen auf die Gesundheit hat: Sie steigert unsere Abwehrkräfte, Produktivität, Selbstachtung, Resilienz und Langlebigkeit, und sie reduziert Stress. Außerdem ist Selbstfürsorge ein simpler, aber wirksamer Weg zur Bekämpfung jener 70 Prozent aller chronischen Krankheiten, die nach Ansicht der Weltgesundheitsorganisation durch einfache Veränderungen der Lebensweise vermeidbar wären.

Das vorliegende Buch behandelt die Selbstfürsorge aus dem Blickwinkel der koreanischen und anderer asiatischer Kulturen, wobei es althergebrachten Methoden besondere Aufmerksamkeit widmet. Diese überlieferten Techniken fördern einen auf Prävention ausgerichteten, proaktiven Umgang mit unserer Gesundheit, außerdem sind sie einfach und nachhaltig. Sie alle basieren auf dem koreanischen Prinzip *Yak Sik Dong Won*, was so viel bedeutet wie: »Essen ist Medizin«, und der damit verbundenen Lebensweise. Bei *Yak Sik Dong Won* geht es weder darum, einem bestimmten vorgeschriebenen Plan für gesunde Ernährung zu folgen, einzelne Nahrungsmittel zu meiden oder strenge Vorschriften zu befolgen, die neuen Stress hervorrufen könnten, noch darum, die moderne Medizin abzulehnen. Stattdessen handelt es sich um eine neue Ernährungs- und Lebensweise, die natürliche Heilmechanismen unseres Körpers unterstützt und die moderne Medizin ergänzt.

Unser Körper und unser Geist sind darauf ausgelegt, im Einklang zu funktionieren, was uns beim Überleben und ersten Verschleißerscheinungen hilft. Aber das ist nur möglich, wenn wir unsere natürlichen Heilungsprozesse stärken, indem wir geistige und körperliche Blockaden wie Durchblutungsstörungen lösen und uns mit den richtigen Zutaten versorgen: nährstoffreichen Lebensmitteln, Flüssigkeit, Zeit, Erholung, Bewegung und emotionaler Unterstützung aus unserem Umfeld. Das Geheimnis liegt in den kleinen Dingen, mit denen wir all dies jeden Tag fördern.

Seit Jahrtausenden reichen koreanische Familien einfaches Wissen zum Wohlbefinden von Generation zu Generation weiter wie geliebte Erbstücke. Allerdings haben immer mehr Menschen in Korea einen modernen anstelle des traditionellen Lebensstils angenommen, und diese jahrhundertealten Rezepte für Wohlbefinden gehen allmählich verloren. Ich möchte die heilsamen Traditionen, die zu meiner Rettung beigetragen haben, an Sie weitergeben und bewahren, bevor sie aus unserer modernen Welt verschwinden. Außerdem möchte ich Ihnen zeigen, dass die nötigen Veränderungen einfach, nachhaltig und alltagskompatibel sind. Alle Menschen können sie umsetzen – Singles oder Paare, fleißig Studierende oder hektische Führungskräfte mit wenigen freien Momenten.

Indem ich die Techniken aus diesem Buch anwandte, schuf ich nicht nur eine neue Verbindung zu meinen koreanischen Wurzeln, sondern spürte auch, dass ich eine neue Art von optimalem Wohlbefinden erlangte. Und zu meiner Erleichterung merkte ich, dass ich meine ehrgeizigen Pläne dafür nicht aufgeben musste, sondern eher mit neuer Superkraft nach ihnen streben konnte. Heute genieße ich dankbar ein schmerzfreies, medikamentenfreies Leben mit mehr Energie, geistiger Klarheit und Glück als je zuvor, selbst im Vergleich zu meinen jugendlichen Zwanzigern. Letztendlich habe ich auf die harte Tour gelernt, freundlich zu mir selbst zu sein. Und ich weiß endlich, wie man kocht!

Falls auch Sie Raubbau an Ihrer Gesundheit treiben, indem Sie Körper und Geist überanstrengen, möchte ich mit diesem Buch verhindern, dass Ihnen das Gleiche zustößt wie mir.

Denn auch wenn es offensichtlich scheinen mag, beherzigen nur wenige von uns die einfache Wahrheit: Wer auf sich selbst achtgibt, lebt länger und erreicht mehr.

ERDE

Ssukgat wächst am besten in fruchtbarer, von Leben wimmelnder Erde. Die Qualität der Erde zu fördern ist das Geheimnis für den Anbau von besonders nahrhaftem Ssukgat, der strahlend bunt blüht. Auf ganz ähnliche Weise ist es für das menschliche Gedeihen hilfreich, ein gesundes Mikrobiom zu fördern.

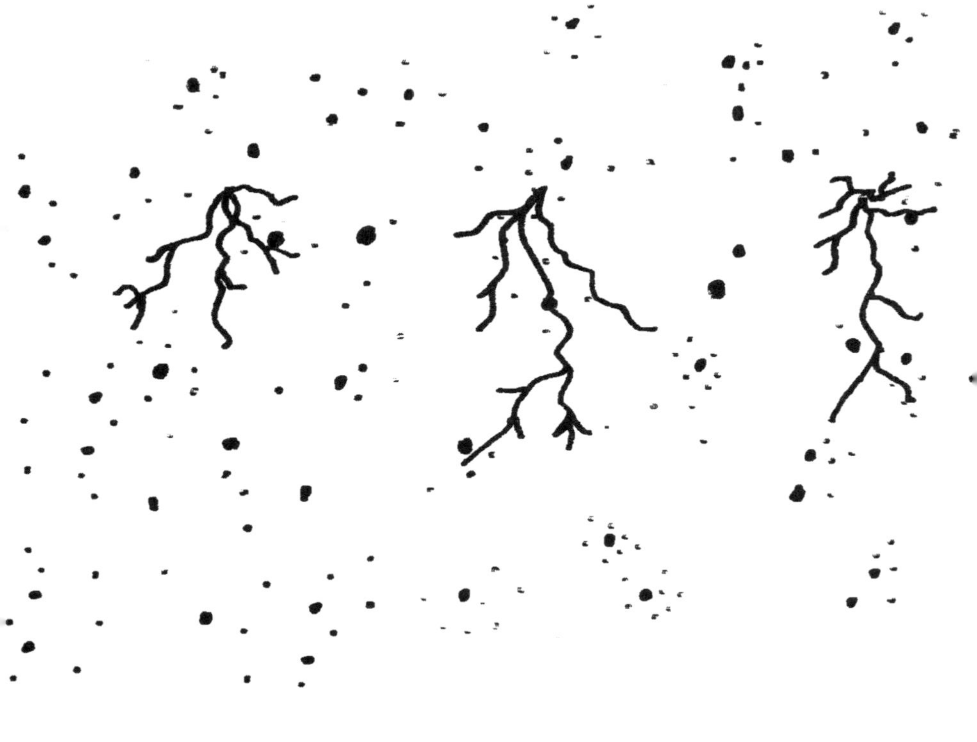

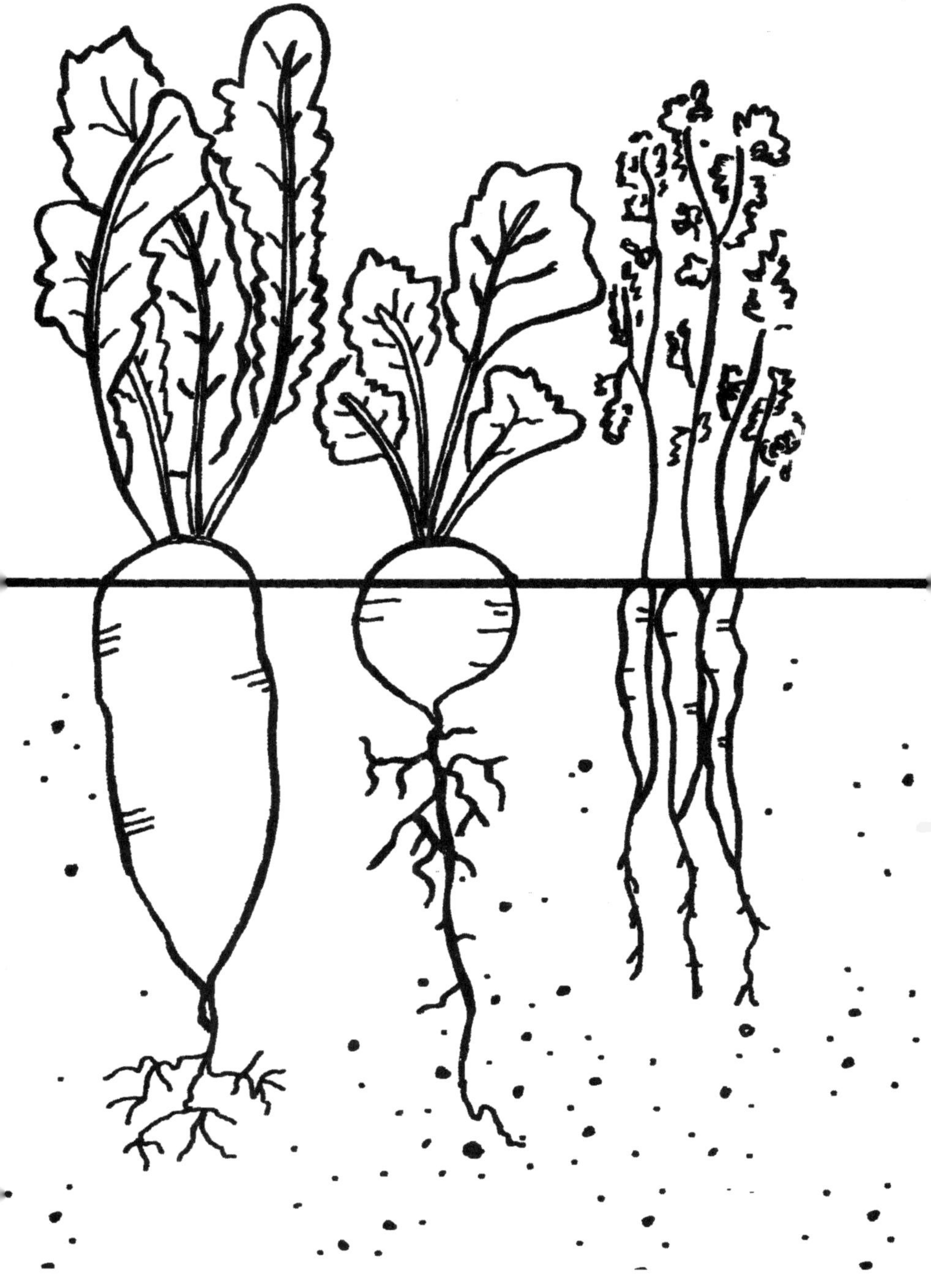

Buddhistische Nonnen und das Mikrobiom

»Wer Medizin nimmt und die Ernährung vernachlässigt, verschwendet die ärztliche Kunst.«
Altes chinesisches Sprichwort

Tief in den Bergen des Naejangsan-Nationalparks in Südkorea gibt es eine einsame Klause, in der buddhistische Nonnen leben; sie gehört zu einem bescheidenen Kloster, das etwas unterhalb zwischen den Hügeln liegt. In diesem grünen Paradies inmitten eines großen Waldes mit einem plätschernden, mäandernden Bach steht die Zeit still. Dort nehmen die Nonnen ihre Mahlzeiten in andächtiger Stille ein, voller Dankbarkeit für das Essen, das vor ihnen steht. Sie pflegen einen fünfhundert Jahre alten Zitrusbaum, der dreiblättrige Bitterorangen trägt, und einen einfachen Küchengarten, in dem sie koreanische Kräuter, Blattsalate, Chilis, Auberginen, Wurzelgemüse und anderes anbauen. Außerdem sammeln sie im benachbarten Wald Pilze, Beeren und Wildfrüchte, mit denen sie die uralte Kunst der koreanischen Tempelküche zelebrieren.

Die Nonnen gehören zu einer verborgenen Welt; sie wurden plötzlich von Netflix ins Scheinwerferlicht gezerrt, wo sie die Wunder der Tempelküche offenbarten. Obwohl die Nonnen keinerlei kulinarische Ausbildung haben, besuchen berühmte Köche das Kloster, um von ihrer naturnahen Philosophie des Essens und Kochens zu lernen – sie selbst sagen, ihre Küche sei einfach ein Teil ihres spirituellen Lebens, der zufällig auch noch köstlich schmecke. Auch ich hatte mir schon lange gewünscht, das Kloster zu besuchen, genau wie ich die Sixtinische Kapelle immer mit eigenen Augen sehen wollte. Ein Besuch bei den Nonnen würde bedeuten, ein lebendes Wunder zu sehen. Und wie die anderen Reisenden, die mit mir dort waren, darunter ein Koch des berühmten Restaurants Pujol in Mexico City und ein junger Boxer aus Portugal, fühlte ich mich von der Art angezogen, in der sie höhere Form von Jenseitigkeit ausstrahlten, voller Glück, aber ohne Ego, ausgerichtet auf etwas so Einfaches wie selbst zubereitete Gerichte. Irgendwie schienen die Nonnen begriffen zu haben, worum es im Leben geht. Vielleicht würden wir ja, indem wir Verbindung zu ihnen aufnahmen, selbst ein wenig von diesem Gefühl der Erleuchtung abbekommen?

Mein Besuch bei den koreanischen Nonnen fand im frühen Herbst statt, als die Blätter sich gerade verfärbten – ein Schauspiel, das ich im subtropischen Hongkong, wo ich damals lebte, nie zu sehen bekam. Ich war vor Kurzem aus dem Krankenhaus entlassen worden und hatte schwierige Monate hinter mir, in denen ich nicht essen konnte, ohne das Gesicht vor Schmerz zu verziehen. Nach Korea reiste ich in der Hoffnung, wieder Verbindung mit meiner Herkunft aufzunehmen, weil ich spürte, dass darin für mich der Schlüssel zur Heilung lag. Gesunde Gerichte wie Kimchi waren ein entscheidender Bestandteil der Mahlzeiten, die ich als Kind gegessen hatte. Aber als ich älter wurde, führten meine Geschwister und ich ein moderneres, bequemes Leben, zu dem auch Fast Food gehörte. Viele der kostbaren Traditionen, die meine Eltern aus Korea mitgebracht hatten, verschwanden allmählich aus unserem Leben. Ich reiste zurück, weil ich verstehen wollte, wie ich die Traditionen, mit denen ich aufgewachsen war, in den Alltag meines Erwachsenenlebens integrieren könnte. Und wie ein Kind die Nähe seiner Mutter sucht, wenn es krank ist oder sich wehgetan hat, wollte ich den vertrauten Ritualen meiner heimischen Kultur nahe sein – um das, was ich kaputt gemacht hatte, heilen zu lassen.

Eine Freundin aus Korea hatte mir zum ersten Mal von den buddhistischen Nonnen erzählt, deren Tempelküche viel gepriesene Köche wie Eric Ripert vom Restaurant Le Bernardin oder Corey Lee vom Benu inspiriert hatte. Ich war fasziniert von der Art, wie sie pflanzenbasierte Zutaten in ihrer reinsten Form, aber dennoch würzig zubereiteten, und wollte diese Art des Kochens selbst sehen und kosten. Nach einer halbtägigen Busreise, die in Seoul begonnen hatte, stieg ich am Beginn eines Kieswegs aus. Er führte zu einem Tor, das noch anderthalb Kilometer Fußweg vom Kloster entfernt lag. Als ich endlich dort angekommen war, ließ ich mein Gepäck zurück und machte mich durch das Dickicht des Waldes auf den Weg zur abgelegenen Nonnenklause.

Die Nonnen begrüßten uns in ihrer bescheidenen, ausgeblichenen buddhistischen Tracht. Schmale Schals, die sie als Schutz vor Wind und Kälte um den Hals trugen, schmückten ihre rosigen Gesichter und frisch geschorenen glänzenden Köpfe. Trotz ihres zarten Körperbaus – sie waren kaum 1,50 Meter groß – wirkten sie sofort Respekt einflößend, mit ihrem Lächeln, ihrer ruhigen Selbstsicherheit und ihrer Aura vollkommener, gelassener Heiterkeit.

Als die Nonnen zu sprechen begannen, war es für mich seltsam, einen Strom koreanischer Wörter aus ihrem Mund zu hören. Ich hatte meine Muttersprache seit vielen Jahren nicht mehr so ausführlich gehört, weil meine Eltern und sogar meine Großeltern in meiner Kindheit schnell das Englische erlernten und mit mir sprachen. Eine Zeit lang war ich allerdings zu Hause in die koreanische Sprache eingetaucht, ungefähr bis zur ersten Klasse. Die kulturellen und emotionalen Nuancen, mit denen einige Wörter im Koreanischen verwendet werden, verstand ich instinktiv. Im Kloster war ich angenehm überrascht, plötzlich wieder Zugriff auf einen Großteil der Sprache meiner frühen Erinnerungen zu haben. Ich konnte die Schriftzeichen lesen, geschriebene Wörter, und verstand zumindest das Wichtigste. Während ich durch Korea reiste, schrieb und zeichnete ich ständig alles, was ich nicht verstand, in mein Notizbuch, um es später nachzuschlagen und die Gerichte nachzukochen. Diese Wissensbrocken dienten mir als Brücke; sie stärkten die verlorene Verbindung, die ich wieder aufzubauen versuchte, und halfen mir, ein wenig »koreanischer« zu werden.

Die Nonnen führten uns in die Küche, die – wie der Rest des Klosters – extrem bescheiden ausgestattet war. Es handelte sich um einen kleinen Raum mit einer langen, schmalen Kochinsel, einem fast ebenso langen Schneidebrett und gerade genug Platz für einen Herd und eine Spüle. Decke, Wände und Boden waren mit einfachen Brettern verkleidet, die den gemütlichen Raum mit dem angenehmen Duft von Zedernholz erfüllten. Natürliches Licht fiel durch die Fenster herein, durch die man eine kleine sich drehende Wassermühle vor dem überwältigenden Hintergrund des Naejangsan-Nationalparks sah. Die Küchenausstattung bestand aus abgenutzten Tontöpfen und einer Vielzahl von Körben, riesigen Schüsseln, Sieben und Platten (ihr Durchmesser betrug um die sechzig Zentimeter), außerdem kleinen Keramikgefäßen, in denen zahlreiche silberne Löffel zum Abschmecken und zum Abmessen von Zutaten steckten.

Die Nonnen sagen, wenn man Zutaten richtig zubereiten wolle, müsse man sie aus Samen ziehen. Dann wisse man, ob sie leicht gekocht oder frisch gegessen werden sollten. Für diese Frauen ist das Kochen in unmittelbarer Nähe zur Natur, im Wissen darum, wo ihr Essen herkommt, eine spirituelle Praxis und ein Weg der Wertschätzung für die eigenen Wurzeln. Indem sie ihre Energie auf die Zutaten legen, die sie anbauen, werden sie eins mit den Gerichten, die sie erschaffen. Das führt zur Magie von allem und zum Stellenwert als Medizin mit Blick auf das, was sie für andere kochen, und keine Mahlzeit wird ohne den Ausdruck tiefster Dankbarkeit verzehrt. Als ich sie kochen sah, fühlte ich mich in die Küche meiner *Halmoni*, meiner Großmutter, zurückversetzt, wo ich auf einem Schemel saß und zuschaute, wie sie Zutaten vom Markt in ein nahrhaftes und köstliches Essen für die Familie verwandelte. Simsalabim. Pure Magie.

Die Küche der Nonnen zeichnet sich nicht nur durch ihren spirituellen Ansatz aus, positive Energie zu vermitteln (weshalb sie die Zutaten oft mit den bloßen Händen garen und vermengen), sondern auch durch die Spontaneität, mit der sie ständig Geschmacksrichtungen verändern und neue Zutatenkombinationen entwickeln, je nach Saison und Reifegrad. Ich lernte, dass das auf Koreanisch *Uhmuni's Sohn Maht* genannt wird, der Geschmack einer Mutter, die von Hand kocht – eine Verneigung vor der älteren Generation, die beim Kochen gern experimentiert und immer wieder kostet, anstatt Rezepte zu befolgen. Die Tempelküche bestand vor allem aus selbst angebauten oder in den umliegenden Bergen und Feldern gesammelten Zutaten.

Kakibäume wuchsen wild in den Wäldern rings um das Kloster; ihre Früchte wurden gepflückt und dann auf traditionelle Weise zum Trocknen aufgehängt und geknetet, um den natürlichen Zucker hervorzulocken. Das Ergebnis war ein köstlicher, sättigender natürlicher Leckerbissen, angenehm bissfest und von milder Süße. Ich aß diese getrockneten Kakis im Besuchercafé des Klosters, wo man pflanzliche Produkte wie Kaffee und Tee aus Beeren, Früchten und heilkräftigen Wurzeln kaufen konnte. Ich kostete einen Tee aus Jujuben, Vitamin-C-reichen und verdauungsfördernden chinesischen Datteln, der meinen Gaumen reinigte und gut zu den süßen Kakis passte, und dachte dabei darüber nach, dass die Tempelküche so etwas wie der Wirklichkeit gewordene Traum aller Wellness-Fans war.

Die magische Heilkraft natürlicher Würzmittel

Traditionell nehmen die buddhistischen Nonnen keine tierischen Produkte zu sich, mit der gelegentlichen Ausnahme von Milch. Weil sie glauben, dass Scharfes ihre Fähigkeit zur Meditation beeinträchtigt, meiden sie außerdem Knoblauch, Zwiebeln, Schnittlauch, Frühlingszwiebeln und Lauch – fünf Zutaten, die üblicherweise als Würzbasis zum Kochen dienen. Wie kam es, dass ihre pflanzenbasierten Gerichte auch ohne diese Grundzutaten so köstlich schmeckten?

Die Antwort entdeckte ich, als ich die Nonnen beim Kochen beobachtete: die Würzmittel, die diskret auf einem kleinen Tablett standen. Ich fand Gefäße mit Kaki-Essig, Sesam- und Perilla-Öl und Meersalz. Außerdem gab es verschiedene Arten von *Cheong*, fermentiertem Fruchtsirup, den sie als natürliches Süßungsmittel verwendeten. Er wird hergestellt, indem Früchte wie Schisandra-Beeren, schwarze Himbeeren oder Bitterorangen in unbehandeltem Zucker wie Reissirup eingelegt werden. Zuletzt gab es noch die drei in Korea sehr bekannten *Jangs*: *Ganjang* (Sojasoße), *Gochujang* (rote Chilipaste) und *Doenjang* (Sojabohnenpaste). Die Nonnen nutzten diese Würzmittel, um die Aromenmischung auf natürliche Weise süßer, herber oder würziger zu machen.

Die selbst gemachten Würzmittel dienten außerdem dazu, die Haltbarkeit natürlicher Zutaten zu verlängern und das ganze Kloster zu ernähren. Sie reiften über Jahrzehnte in *Onggi*-Gefäßen heran, speziellem porösem Steinzeug aus Gebirgston, das den Fermentationsprozess begünstigt und besonders intensive Umami-Aromen erschafft. Die Nonnen lassen jede Charge drei oder vier Jahre lang unberührt, bis sie ihre eigene Flüssigkeit gebildet und das gesunde Mikrobiom der Waldluft aufgenommen hat. Am Hang standen reihenweise glänzend braun glasierte *Onggi*, hergestellt mit jahrhundertealten, im Lauf der Zeit perfektionieren Techniken.

Die Nonnen kehrten immer wieder zu dem kleinen Tablett zurück und spielten mit verschiedenen Kombinationen herum, um aufregend komplexe, geschichtete Aromen zu produzieren, die ihren simplen Zutaten Kraft verliehen. Hier lag ihr Geheimnis – so erweckten sie die ansonsten eher fade vegane Küche zum Leben. *Jangs* und andere Würzmittel gaben den unglaublich frischen Zutaten ein reichhaltiges Aroma, dank dessen man praktisch vergaß, dass man nur Gemüse aß. Außerdem erkannte ich, dass die Nonnen durch die tägliche Verwendung dieser kraftvollen, nahrhaften Stoffe zur Gesundheit des Verdauungssystems beitrugen.

Wir lernten, vier einfache Gerichte mit gesundheitsfördernden Zutaten zuzubereiten. Das erste war ein gemischter Salat aus saisonalen Zutaten wie Blattsalaten, Früchten und frischer roter Paprika, der mit Sesamkörnern und natürlichen Würzmitteln wie Kaki-Essig, Schisandra-Beerenpaste, schwarzer Wildhimbeeren-Paste und fermentierter Chilipaste angemacht wurde. Das zweite war ein geschichtetes Gericht aus koreanischem Rettich und Tofu, das wie eine Lasagne in Sojasoße gegart und mit hausgemachtem Reissirup gesüßt wurde. Die beiden letzten waren Pilzgerichte aus Kräuterseitlingen und Shiitake-Pilzen, die im Kloster angebaut wurden. Nach Ansicht der Nonnen mussten die Pilze in der Soße – einer Mischung aus Sojasoße, Reissirup, Sesamöl und Kaki-Essig – geschmort werden, bis sie durch und durch damit getränkt waren, um den inneren und äußeren Geschmack in Einklang zu bringen.

Als ich die hausgemachten Würzmittel kostete, darunter die unglaubliche, zwanzig Jahre alte Sojasoße, mit der die Gerichte gewürzt wurden, spürte ich plötzlich die Intensität dieses Augenblicks. Die *Jangs* und die anderen Würzmittel waren erfüllt von der Geschichte und Tradition meines koreanischen Erbes und den Erinnerungen der vielen Menschen, die bei ihrer Herstellung mitgeholfen hatten. Mit jedem Bissen fühlte ich, wie die Verbindung zu meiner Heimatkultur, die sich gelockert hatte, wieder enger wurde.

Meine Speisekammer für Langlebigkeit

Als ich sah, wie leichtfüßig die alten Nonnen noch waren und wie ihre glatte Haut strahlte, wollte ich ihren naturnahen Ansatz selbst ausprobieren. Kaum zurück in Hongkong, beschloss ich, zu Hause zu kochen und dabei für optimalen Nährwert und Geschmack getrocknete und eingemachte Zutaten mit frischem, saisonalem Obst und Gemüse zu kombinieren. Das bedeutete, dass ich weder seltene oder exotische Lebensmittel brauchte noch meine Würzmittel jahrelang reifen lassen musste wie die Nonnen. Mir war klar, dass einige Methoden der Nonnen nicht in mein geschäftiges Stadtleben passten. Ich hatte keine Zeit, Salz altern zu lassen oder fermentierte Lebensmittel jahrelang zu verhätscheln. Außerdem würde es nicht einfach sein, bestimmte Zutaten zu finden, die bei ihnen vor Ort vorkamen, aber in meinen Heimatorten Hongkong und New York nicht zu bekommen waren. Ich beschloss daher, dieselben gesunden Prinzipien anzuwenden, aber im Alltag einfacher umsetzbare Lösungen zu nutzen, die dennoch die gesundheitlichen Vorteile der Klosterküche boten.

Also machte ich mich daran, selbst unkomplizierte Soßen, Dressings und Würzmittel aus natürlichen Zutaten herzustellen, als Ergänzung zu meinen Mahlzeiten. Außerdem wollte ich öfter selbst kochen und dabei ganze Früchte und frisches Gemüse verwenden. Auch wenn ich in einem Restaurant oder Café aß, wählte ich Gerichte aus natürlichen Zutaten, die bald den Großteil meiner Kost ausmachten.

Kaum hatte ich beschlossen, natürliches Kochen zur Basis meines neuen, gesünderen Weges zu machen, begann ich mit dem Aufbau meiner »Speisekammer für Langlebigkeit« (siehe S. 237). In der koreanischen Kultur ist *Yaksik* ein leicht gesüßter Reiskuchen, der durch seine gesunden Zutaten kräftigend wirkt – Klebreis, Honig,

Pinienkerne, Kastanien und Jujuben. Für mich stand er stellvertretend für die Art von langlebigkeitsorientierter Vorratskammer, die ich einrichten wollte. Dafür ging ich meine gesamte Küche durch, las die Nährwertangaben auf Etiketten und sortierte künstliche Zutaten aus. Ich wollte nicht nur meine hausgemachten Dressings nutzen, sondern auch den raffinierten Zucker, die Konservierungsstoffe und den hohen Natriumgehalt der Fertigversionen meiden.

Mein Mann und die beiden Kinder amüsierten sich darüber, dass ich in der Küche neue Rezepte ausprobierte, als ich von meiner Reise zurückgekehrt war. Oft kamen sie herein, um Fragen zu stellen wie: »Was ist das?«, und: »Kann ich mal kosten?« Ihre Neugier verstärkte meine Energie, immer neue Wege auszuprobieren, um ihnen gute Sachen zu kochen. Diese seltsame Transformation fand ganz allmählich statt, Schritt für Schritt, ohne dass ich es merkte, bis meine Kinder eines Tages am Abendessenstisch enttäuscht darüber waren, dass ich nichts Neues servierte. Unser Haushalt hatte sich in eine Art informelles Kochlabor mit meiner Familie als begeisterten Testessern entwickelt, und wir genossen es alle, zusammen Neues zu kosten.

Meine ersten Kochexperimente fanden mit Kaki-Essig statt, den ich im Internet kaufte; im Lauf der Zeit hat er sich als Erfolgszutat erwiesen. Man braucht nicht viel davon. Ich verwende ihn als herrlich strahlende Zugabe zu Blattsalaten. Er funktioniert auch gut als milderer und gesünderer Ersatz für verdünnten Apfelessig, der als Heilmittel vor den Mahlzeiten getrunken wird, zur Anregung des Stoffwechsels, wegen seiner antibakteriellen Wirkung und zur Regulierung des Blutzuckergehalts. Verdünnen Sie einfach einen Teelöffel Kaki-Essig mit einem Schuss Wasser. Mir fiel wieder ein, wie Essig in meiner Kindheit verwendet wurde – dass beispielsweise *Naengmyeon*, die kalten Buchweizennudeln, die meine Mutter in eiskalter Brühe servierte, besser schmecken und nahrhafter sind, wenn man Essig und scharfen Senf dazugibt. Ich beschäftigte mich mit den verschiedenen Essigsorten, die ich zu Hause nutzen könnte, und entdeckte dabei, dass dieses Nahrungsmittel die Verdauung fördert, und zwar praktisch kalorienfrei. Heute zählen folgende Essigvarianten zu den Basiszutaten in meinem Vorratsschrank:

Kaki-Essig: Er ist bis jetzt wegen seines milden, süßen Geschmacks mein Lieblingsessig und steht inzwischen ständig auf der Arbeitsplatte. Vor den Mahlzeiten nehme ich einen Esslöffel verdünnten Kaki-Essig ein, und ich verwende auch gern einen Schuss davon zum Abschmecken von Suppen. Er stärkt außerdem Herz, Leber, Haut und Verdauungssystem und enthält mehr Vitamin C, Vitamin A und Kalium als der bekanntere Apfelessig.

Schwarzer Reisessig: Diesem Essig bin ich auf Reisen begegnet; ich verrühre ihn mit ein wenig Sojasoße zu einem einfachen und würzigen Dip für Teigtaschen.

Essigessenz: Ich verwende diesen neutral schmeckenden Essig, um vielen meiner Gerichte mehr Säure zu geben, und für ein selbst gemachtes Spray zum Reinigen von Obst und Gemüse, die ich anschließend mit kaltem Wasser abspüle (ich gebe zwei Esslöffel Essigessenz in einen halben Liter Wasser und fülle das Ganze in eine Sprühflasche). Studien zeigen, dass das Reinigen mit Essig viele Pestizide und bis zu 98 Prozent aller Bakterien entfernen kann.

Reisessig: Er ist in der asiatischen Küche weit verbreitet und gibt Gerichten einen mild-süßen Geschmack.

Apfelessig: Dieser säuerlich schmeckende Essig enthält Chlorogensäure. Sie fördert unsere Abwehrkräfte und den Stoffwechsel und stammt aus den Äpfeln, mit denen er hergestellt wird. Dieser Essig wird in der Wellness-Küche am häufigsten verwendet.

Balsamico-Essig: Mit Olivenöl zu einem einfachen Dressing oder Dip verrührt, gehört dieser Essig schon lange zur mediterranen

Küche. Er schmeckt süß und enthält Resveratrol – das den LDL-Cholesterinspiegel (das schlechte Cholesterin) senken kann – aus den Trauben, aus denen er hergestellt wird.

Nachdem ich beobachtet hatte, wie die Nonnen frisches Obst und gesunde natürliche Süßungsmittel verwendeten, überprüfte ich auch diese ganze Abteilung meiner Vorratskammer. Ich ersetzte meinen weißen Zucker – der eng mit meinen nachmittäglichen Energietiefs zusammenhing – durch weniger stark verarbeitete und nährstoffreichere Alternativen wie Bienenpollen, Ahornsirup, Mönchsfrucht, Vanilleextrakt oder Honig. Zuckrige Getränke tauschte ich gegen Wasser oder Tees aus Zutaten wie frischer Minze aus. Ich begann, beim Kochen Trockenfrüchte wie Datteln, Rosinen und Cranberrys zu verwenden. Und ich ersetzte den Süßstoff, den ich bisher in meinen Morgenkaffee getan hatte, durch Mönchsfruchtextrakt, den ich in einem Naturkostladen gekauft hatte, oder trank den Kaffee ganz ungesüßt.

Die schwieriger aufzutreibenden Zutaten, die ich bei den Nonnen kennengelernt hatte, fand ich größtenteils in Pulverform oder getrocknet im Internet, darunter Schisandra- und Jujube-Beeren sowie die stoffwechselfördernden Chilis. Getrocknete Zutaten beim Kochen zu verwenden war eine große Umstellung, hatte aber den Vorteil, dass sie länger haltbar waren und nach dem Einweichen sofort verwendet werden konnten. Außerdem hatte ich den Eindruck, dass diese Zutaten genau im Moment ihrer optimalen Reife getrocknet wurden.

Als Ersatz für das vom Alter verwöhnte Salz der Nonnen und ihre fermentierten Würzzutaten entdeckte ich rosa Himalaya-Salz, das 84 weitere Mineralien und Spurenelemente enthält und außerdem angenehm zart schmeckt, sowie grobes Meersalz. Beide sind aus Meerwasser entstanden und weniger stark verarbeitet als Tafelsalz, weshalb sie mehr Nährstoffe enthalten. Fertige fermentierte Würzzutaten aus Korea wie *Gochujang* kannte ich schon vorher, aber jetzt verwendete ich sie mit neuem Interesse.

Nach diesen Veränderungen in meiner Speisekammer wandte ich mich dem Kochen zu. Während ich mehr über die Rezepte unserer Kultur lernte, rief ich ständig meine Eltern an, um sie nach der richtigen Zubereitungsweise auszufragen. Alle koreanischen US-Amerikaner, die ihre heimatliche Kochkunst erlernen wollen, kennen die nebulösen Anweisungen ihrer Eltern, die niemals Maßangaben enthalten. Nehmen wir zum Beispiel Reis. »Leg deine Hand flach auf den trockenen Reis und füll dann Wasser in den Reiskocher, bis dein Handrücken bedeckt ist.« Als ich von der intuitiven *Sohn Maht*-Methode des Kochens durch ständiges Kosten hörte, verstand ich, dass es genau das war, was die ältere Generation tat, und dass Jüngere auf diese Weise lernen konnten. Ich setzte mich nicht mehr dem Stress aus, Rezepte bis ins Kleinste zu befolgen, sondern erinnerte mich an die Aromen meiner Kindheit und fragte mich, welchen Geschmack ich beim Kochen anstrebte. Und manchmal passte ich Gerichte so an, dass ich mein neu erworbenes Wissen über gesunde Methoden und Zutaten anwenden konnte.

Kochen wurde zu einer beiläufigen kreativen Angelegenheit mit viel Probieren und Improvisieren. Wie die Nonnen arbeitete ich mit den Händen und ohne Rezepte. Dabei versuchte ich, die Qualität, Konsistenz und Aromen jeder Zutat hervorzuheben. Ich kochte bewusster und achtete auf Geschmack und Textur. Wenn ich einen Salat knackiger machen wollte, gab ich Gurken oder Nüsse hinein. Wenn einem Dressing die Süße fehlte, gab ich selbst gemachtes Apfelmus hinzu, wenn es nicht würzig genug war, Sojasoße. Auch Zitronen wurden ein Teil meiner Alltagsküche, seit ich gesehen hatte, dass die Nonnen regelmäßig Zitrusfrüchte verwenden. Für etwas mehr Säure und Vitamin C gab ich an alles einen Spritzer Zitronensaft. Die Essenszubereitung wurde wie das

Erschaffen eines Gemäldes, das an Komplexität zunahm, als mein Selbstbewusstsein wuchs und ich im Lauf der Zeit immer mehr Aromen übereinanderschichtete. Kochen wurde zu einer meiner Lieblingsbeschäftigungen, was sich jedes Mal verstärkte, wenn geliebte Menschen sich über die selbst gemachten Mahlzeiten freuten, die ich ihnen servierte.

Früher hatte ich nur selten selbst gekocht, aber dieses alte Ich kam mir inzwischen ganz fremd vor. Meine heimische Küche war nicht aufwendig, aber gesund, effizient und nahrhaft – genau das, was ich in meinem vollgepackten Leben für mein Wohlbefinden brauchte.

Der Aufbau dessen, was ich allmählich als meine Speisekammer für Langlebigkeit betrachtete, ist nicht abgeschlossen; sie wächst weiter und entwickelt sich, wann immer ich neue Lebensmittel entdecke und erkunde. Sie war der erste von vielen Schritten auf meinem Weg zu einem neuen Umgang mit meiner Gesundheit. Inspiriert von den buddhistischen Nonnen, hatte ich meine Ernährung radikal auf eine natürlichere Alltagskost umgestellt.

Die Wiederentdeckung der Fermentation

Schon im China der Jungsteinzeit, fast 7000 Jahre vor unserer Zeitrechnung und lange bevor es Kühlmethoden gab, nutzten unsere Vorfahren den natürlichen Prozess der Fermentation, um Nahrungsmittel haltbar zu machen. Sie verwendeten frühe Steingutgefäße, die ganz oder teilweise in der Erde vergraben wurden, für ihre Wintervorräte oder um Gemüse zu retten, das sonst zu verderben drohte. Dabei entdeckten sie zufällig, dass die Fermentation auch den Geschmack von Lebensmitteln verbessert.

Als ich herausfand, dass die Ursprünge der Fermentation im alten China liegen, beschloss ich, nach Chengdu zu reisen, in die Hauptstadt der südwestlichen Provinz Szechuan im Südwesten Chinas. Dort liegt das Chuançais Museum, das der Geschichte der Fermentation und der Szechuan-Küche gewidmet ist. Auf dem großen gepflasterten Hof vor dem Museum, umgeben von einem exotischen Garten mit riesigen Farnen und Ginkgo-Bäumen, stehen zweihundert Gefäße mit Chilischoten, die stolz als »Seele der Szechuan-Küche« bezeichnet werden. Ich streifte durch die Museumssäle und erfuhr, dass die Komplexität der chinesischen Küche im Lauf zahlreicher Dynastien entstand und durch den Handel über die Seidenstraße neue Zutaten hinzukamen, wie die scharfen südamerikanischen Chilis, die später durch Fermentierung an den chinesischen und koreanischen Geschmack angepasst wurden. Während ich meine Nase an das Glas presste, um die fein bemalten Einmachgefäße zu betrachten, die teils oxidiert und primitiv, teils exquisit restauriert waren, staunte ich über die Tatsache, dass ich originale Relikte von Fermentationsprozessen sah. Sie waren der Beweis dafür, dass die Fermentierung schon vor vielen Jahrhunderten erfunden und perfektioniert worden war. Und ich entdeckte erst jetzt ihre Vorzüge.

Fermentation gehörte zu den wichtigsten Techniken der Nonnen. Sie nutzten vor allem zwei natürliche und gesunde Methoden, um ihre Ernte haltbar zu machen: durch Trocknen in der Sonne oder im Schatten oder durch Blanchieren und anschließendes Trocknen sowie durch Einmachtechniken wie Einlegen, Fermentieren oder das Herstellen von *Cheong*-Fruchtextrakten. Beim Einlegen werden die Nahrungsmittel in saure Flüssigkeiten wie Essig getaucht. *Cheong*, in Korea traditionell zu Heilzwecken verwendet, wird aus Frucht- und Pflanzenextrakten hergestellt, die dann mit Honig oder Zucker kombiniert werden. Sowohl Eingelegtes als auch *Cheong* sind gesund, aber die Fermentation – wie

Wie durch Fermentation noch viel mehr entsteht

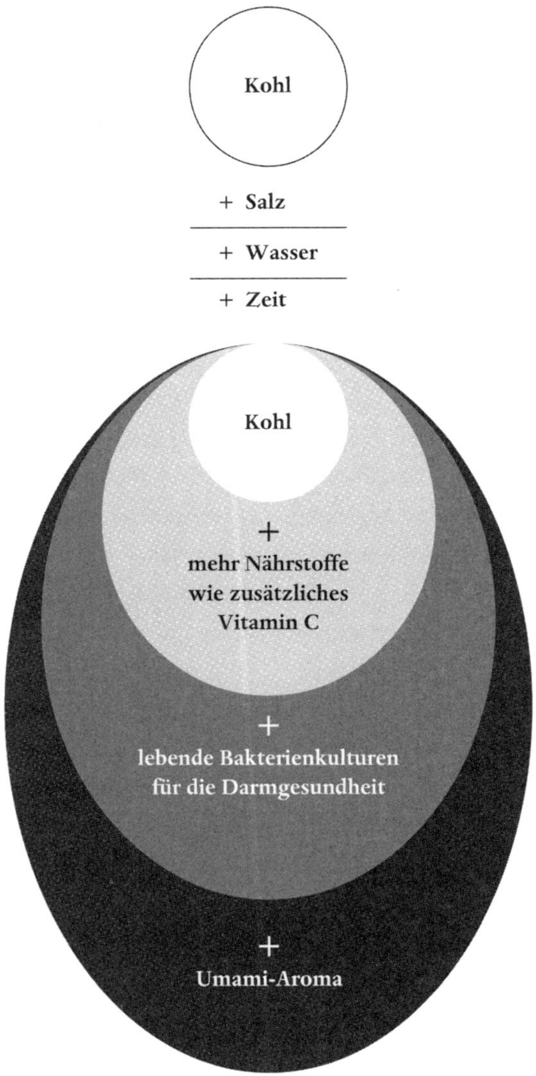

bei Kimchi oder *Jangs* – produziert lebendige Probiotika, die besonders heilsam für das Verdauungssystem sind.

Dieser Prozess bricht die Molekularstruktur der Lebensmittel auf, wodurch sie haltbarer, leichter verdaulich und nahrhafter werden. Vor dem Zeitalter der Kühlschränke war die Fermentation eine praktische Lösung, um Essen länger genießbar zu halten.

Fermentierte Lebensmittel können lange gelagert werden, und man braucht keine Kochgeräte, nur einen Behälter mit luftdurchlässigem Deckel. Möglicherweise ist die Fermentation der einfachste Weg des Haltbarmachens; sie benötigt weder Hitze noch Kochen und maximiert gleichzeitig den Nährwert unseres Essens. Fermentiertes verwandelt sich mithilfe von Bakterien, Hefe oder anderen Mikroorganismen von einem Nahrungsmittel in ein anderes. Sobald wir einen Gärstoff wie Hefe, Zucker oder Salz unter Ausschluss von Sauerstoff zu Lebensmitteln geben, füttern wir damit gesunde Bakterien, die ihrerseits unsere Körperfunktionen unterstützen, wenn wir sie zu uns nehmen. Wenn wir beispielsweise Kohl einsalzen, verwandeln sich die darin enthaltenen Zucker in Milch- und Essigsäuren; sie schaffen einen Nährboden für die nützlichen Bakterien, die wir später mit dem fermentierten Kohl essen. Kohl wird zu Sauerkraut oder Kimchi, Sojabohnen verwandeln sich in Miso oder *Natto*, und Milch verwandelt sich in Joghurt oder Käse.

Im 19. Jahrhundert erdachte der berühmte französische Biologe, Mikrobiologe und Chemiker Louis Pasteur – neben anderen bahnbrechenden Entdeckungen, die er machte – den Prozess der Pasteurisierung, bei dem durch Erhitzen bakterielle Verunreinigungen in Getränken wie Milch oder Wein abgetötet werden. Seine Erfindung hat vielen Menschen das Leben gerettet. Seit bekannt ist, dass Mikroorganismen Krankheiten verursachen, werden sie in der Medizin als düstere Bedrohung betrachtet und durch Sterilisation und keimfreie Sauberkeit bekämpft. Erst viele Jahre später entdeckte die Wissenschaft die andere Seite von Pasteurs Bakterienbegriff – dass es unsere Gesundheit stärkt, gute Bakterien zu fördern und nicht nur die schlechten abzutöten.

Natürlich fermentierte Lebensmittel haben zahlreiche Vorteile, aber nur wenn die nützlichen Bakterienkulturen noch aktiv und lebendig sind. Lesen Sie die Etiketten, und halten Sie Ausschau nach Produkten, die »traditionell gebraut« oder »natürlich fermentiert« und weder pasteurisiert noch erhitzt, gefiltert oder haltbar gemacht sind – all diese Prozesse können nützliche Bakterien töten. Natürlich Fermentiertes enthält eine magische Kombination aus Verdauungsenzymen (die uns helfen, Essen aufzuspalten), Probiotika (lebende, nützliche Bakterien, die den Verdauungsprozess unterstützen), Präbiotika (unverdauliche Bestandteile, von denen sich probiotische Bakterien ernähren) und Synbiotika (eine Kombination aus Probiotika und Präbiotika).

Natürlich fermentierte Lebensmittel enthalten mehr bioaktive und bioverfügbare Nährstoffe, die unser Körper leicht aufnehmen kann, und unterstützen unser Verdauungs- und Immunsystem dadurch effektiver als jedes Nahrungsergänzungsmittel. Studien haben außerdem gezeigt, dass die Fermentation von Lebensmitteln deren Gehalt an Vitamin B, Vitamin C und anderen Nährstoffen wie Omega-3-Fettsäuren erhöht, Antinährstoffe (die beispielsweise Getreide unverdaulich machen) eliminieren und Pathogene hemmen. Zu den gesunden fermentierten Lebensmitteln mit Probiotika gehören Kimchi, Sauerkraut, unpasteurisierte Miso-Paste, natürlich eingelegte Oliven, Kefir-Getränke, Rotwein, Rote-Bete-Kwass und Kombucha.

Überdies lässt das Umami-Aroma, das durch die Fermentierung entsteht, Gemüse köstlich würzig schmecken – es ist eines der Geheimnisse der koreanischen Küche. Umami verstärkt andere Geschmacksrichtungen und ist in fermentierten Würzmitteln wie *Doenjang* (Sojabohnenpaste) ebenso enthalten wie in Pilzen, Sardellen und karamellisierten Zwiebeln. Wenn wir Fermentiertes zu uns nehmen, ähnelt unser Essen dem der buddhistischen Nonnen – und es schmeckt viel besser.

Über den bescheidenen Weißkohl

Wer in einem koreanischen Haushalt aufwächst, bekommt den scharf fermentierten Weißkohl Kimchi, einen Star unter den sogenannten Superfoods, morgens, mittags und abends vorgesetzt. In Korea gibt es Hunderte von Kimchi-Sorten, die sich durch ihr Alter, die Fermentationstechnik und ihre Schärfe unterscheiden. Heutzutage kann man sogar spezielle Kimchi-Kühlschränke kaufen; sie imitieren die kühlen Bedingungen der traditionellen Erdlagerung. Für viele Koreanerinnen und Koreaner ist Kimchi ein zentraler Bestandteil ihrer kulturellen Identität und weckt Erinnerungen an das *Kimjang*, die herbstliche Tradition des gemeinsamen Herstellens von Kimchi. Schließlich trug Kimchi durch seine lange Haltbarkeit dazu bei, das Volk durch besonders harte Winter zu bringen.

Kohl spielt in der koreanischen Küche eine wichtige Rolle, weil er so vielseitig und gesund ist. Es gibt Hunderte von Sorten, darunter Rotkohl, Weißkohl, Blumenkohl, Brokkoli, Wirsing, Chinakohl, Pak Choi, Choi Sum, Grünkohl und Romanesco. Sie stecken voller Vitamin U, eine relativ unbekannte Verbindung, die technisch gesehen gar kein Vitamin ist, in rohem Kohlsaft vorkommt und vor Magengeschwüren schützen soll, indem sie die Magenschleimhaut stärkt. Dr. Garnett Cheney von der medizinischen Fakultät der Universität Stanford hat diese Wirkung von Vitamin U wissenschaftlich untersucht. In einer seiner Studien verabreichte er dreizehn Erkrankten rohen Kohlsaft. Es zeigte sich, dass sich bei den sieben Patienten mit Zwölffingerdarmgeschwüren die Heilungszeit von durchschnittlich 37 auf 10,4 Tage verkürzte, bei den sechs Patienten mit Magengeschwüren von 42 auf 7,3 Tage.[3] Bei einer anderen Studie mit 92 Testpersonen waren 61 Prozent dieser Gruppe nach vier Tagen schmerzfrei, 86 Prozent nach zwei Wochen. Kohl gehört zur Familie der Kreuzblütler, die das Senföl Sulforaphan enthalten, ein Antioxidans, das zellschädigende freie Radikale unschädlich macht.

Sowohl Kimchi als auch Sauerkraut nutzen als Basis den bescheidenen Weißkohl. Sobald ich dessen Vorzüge entdeckt hatte, baute ich ihn häufiger in meinen Speiseplan ein, auch in Form von Kimchi und Sauerkraut. Ich fing an, regelmäßig Kohlsaft zu trinken (der leicht bitter schmeckt), als wirksames natürliches Heilmittel für meine Magengeschwüre, und nutzte kurz gedämpfte Weißkohlblätter als Hülle für Wraps. In nur zwei Wochen hatte ich meinen Magen kuriert. Seitdem ist Weißkohl ein fester Posten auf meiner Einkaufsliste, und ich habe immer welchen im Haus.

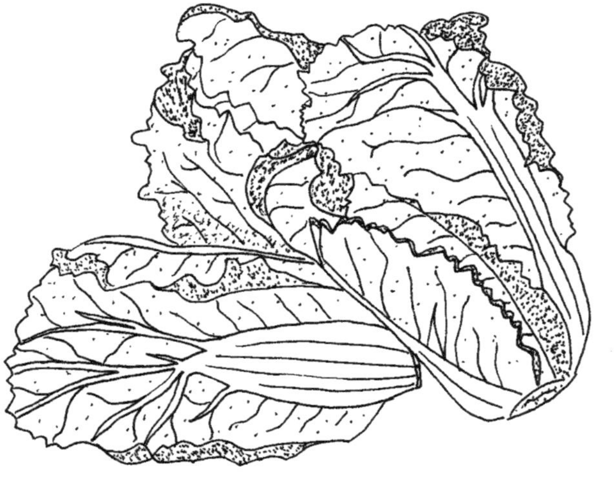

Sauerkraut für jeden Tag

Ein besonders köstlicher Weg, täglich mehr Weißkohl zu sich zu nehmen, besteht darin, ihn fermentiert als kleine Beilage zu jeder Mahlzeit zu essen – beispielsweise in Form von Sauerkraut, dem säuerlichen, milden Cousin von Kimchi. Dieses Rezept liefert Sauerkraut in seiner einfachsten Form und kann sehr einfach regelmäßig zubereitet werden. Tatsächlich geht es auch bei Kimchi mehr um das Haltbarmachen als um die Schärfe. Bevor er gewürzt wurde, war Kimchi einfach milchsauer vergorener Weißkohl, dem Sauerkraut sehr ähnlich. Falls Sie keine Lust haben, es selbst zuzubereiten: Inzwischen bekommt man in Supermärkten sowohl Sauerkraut als auch Kimchi in guter Qualität.

ZUTATEN

Ergibt 1,5 Liter
1 Weißkohl von ca. 1,5 kg, ohne Strunk, gehobelt
1 ½ Esslöffel Meersalz oder rosa Himalaya-Salz
1 Esslöffel Kümmel (optional)

ZUBEREITUNG

1. Den fein gehobelten Kohl in einer großen Schüssel mit einem hölzernen Stößel stampfen, bis der Saft austritt. Das Salz dazugeben (es ergibt zusammen mit dem Kohlsaft die Lake). Gegenfalls mit Kümmel bestreuen und alles gründlich vermengen. Ca. 10 Minuten ziehen lassen.

2. Die Kohlstreifen in ein 2-Liter-Einmachglas packen und dabei fest nach unten drücken, damit keine Luftblasen entstehen. Der Kohl sollte vollständig mit Flüssigkeit bedeckt sein. Dicht verschließen und bei Raumtemperatur etwa drei Tage stehen lassen. Achten Sie auf aufsteigende Blasen – sie zeigen, dass die Fermentierung funktioniert hat und das Sauerkraut fertig ist. So bekommen Sie lebende, probiotische Bakterienkulturen und ein Superfood voller Vitamine, das sich im Kühlschrank bis zu sechs Monate hält.

Nabak Kimchi (Wasser-Kimchi)

Dies ist ein erfrischender Kimchi aus zartem Chinakohl und Rettich in würziger Brühe. Diese wird im Lauf der Zeit, während der Kimchi weiter reift, immer kräftiger. Einige meiner Freundinnen trinken sogar kleine Mengen der Brühe wegen ihrer Elektrolyte und Probiotika. Aufgrund seines klaren Geschmacks servieren Restaurants dieses Gericht oft zum Neutralisieren des Gaumens, gewürzt mit Pinienkernen, Chilischoten oder *Bae* (Nashi-Birne). Wenn man die Fischsoße und gesalzenen Shrimps weglässt, die in traditionellen Kimchi-Rezepten oft vorkommen, ist dieses Gericht auch vegan. Ich mache für meinen Haushalt meist die Hälfte dieser Menge.

Anmerkungen zum Rezept

Kimchi wird in relativ kleinen Mengen zu den Mahlzeiten gegessen, wie eine kleine Beilage. Vor allem zu Anfang ist es nicht gut, zu viele fermentierte Nahrungsmittel zu sich zu nehmen; sie können Blähungen verursachen, wenn die guten Bakterien die schlechten bekämpfen. Im Lauf der Zeit lässt sich die konsumierte Menge allmählich steigern, was Blähungen verhindert. Fermentation im Kimchi-Stil, also scharf gewürzt, lässt sich auch für viele andere Zutaten verwenden: Perilla-Blätter, Auberginen, Pilze, Gurken, Austern, Sojasprossen, Kürbis, Tintenfisch, Klettenwurzeln, Tomaten und sogar süße Früchte wie Äpfel.

ZUTATEN

Ergibt 3,8 Liter

1 *Mu* (koreanischer Rettich, siehe S. 65) von ca. 1500 g, ungeschält, geviertelt und in dünne Scheiben geschnitten

1 Chinakohl von ca. 500 g, in ähnlich große Stücke geschnitten wie der Rettich

4 Esslöffel Meersalz oder rosa Himalaya-Salz (insgesamt)

1 ½ Esslöffel *Gochugaru* (rote Chiliflocken)

2 Esslöffel fein gehackter Knoblauch

Zum Garnieren (optional): *Bae-* (Nashi-Birne), Ingwer-, Apfel- oder Gurkenscheiben, Pinienkerne und/oder ganze Chilis

ZUBEREITUNG

1. Rettich, Chinakohl und 2 Esslöffel Salz in einer großen Schüssel vorsichtig von Hand vermengen. Etwa 30 Minuten ziehen lassen, bis der Kohl weich ist.

2. In einer zweiten Schüssel die restlichen 2 Esslöffel Salz in einem halben Liter Wasser auflösen. *Gochugaru* und Knoblauch in ein Küchentuch wickeln und unter Wasser mehrfach ausdrücken. Herausnehmen.

3. Die Salzlake über die Rettich-Kohl-Mischung gießen und gründlich umrühren.

4. Alles fest in ein großes Einmachgefäß von 4 Litern Inhalt drücken, bis sämtliche Luft ausgetreten ist. Dicht verschließen. Zwei Tage bei Raumtemperatur stehen lassen, dann in den Kühlschrank stellen und innerhalb von drei Wochen aufbrauchen.

5. Zum Servieren die Kimchi-Brühe mit einem Schöpflöffel auf Schälchen verteilen. Mit *Bae*, Apfel- oder Gurkenscheiben, Pinienkernen oder Chilis garnieren. Die Knackigkeit und Süße von Birne, Apfel oder Gurke passt gut zu der Kimchi-Brühe.

Das gesunde Mikrobiom: Moderne Wissenschaft und uralte Weisheit

Ein sehr einfacher und wirksamer Weg, die eigene Gesundheit zu stärken und Krankheiten vorzubeugen, sind die natürlichen Prinzipien des Essens, denen die buddhistischen Nonnen folgen. Die moderne Wissenschaft hat inzwischen die Vorteile dieser traditionellen Ernährung bestätigt, die zu einem gesunden Mikrobiom beiträgt und die Verdauung stärkt. Verdauungsfreundliche fermentierte Nahrungsmittel sind zwar uralt, aber die Forschung zu ihren positiven Auswirkungen auf das Mikrobiom ist erst im 21. Jahrhundert explodiert. Es gab sprunghafte Fortschritte wie das *Human Microbiome Project*, und gesunde Bakterien, die durch Selbstfürsorge und gesunde Ernährung entstehen, sind zu einem Trendthema der Medizin geworden.

Ihr Mikrobiom verteilt sich über Ihren gesamten Körper inklusive des Mundes; es ist ein Ökosystem aus Bakterien, Pilzen und Viren, die in Ihrem Inneren leben. Das Mikrobiom steuert den Stoffwechsel und die Verdauung, indem es Ihnen beim Zersetzen der Nahrung hilft, und liefert essenzielle Nährstoffe. Außerdem beeinflusst es Ihre Stimmung, weil 90 Prozent aller Serotonin-Rezeptoren im Darm liegen, und spielt eine zentrale Rolle für Ihre Abwehrkräfte (und damit die Bekämpfung von Krankheitserregern), weil 70 Prozent des Immunsystems im Darm angesiedelt sind.

Alles, was Sie tun, um Ihr Mikrobiom zu stärken, beeinflusst dessen Balance und spielt damit eine entscheidende Rolle für Ihre Gesundheit und Ihr tägliches Wohlbefinden. Darmgesundheit bedeutet, dass Ihr Mikrobiom mehr freundliche als schädliche Bakterien enthält. Immer mehr Studien belegen, dass ein gesunder, funktionierender Darm zahlreiche positive Auswirkungen hat, darunter strahlende Haut, geistige Klarheit, Gewichtskontrolle und körper-

WIE SIE IHRE DARMFLORA KULTIVIEREN

- Waldbaden
- Kontakt mit vielfältiger Vegetation und Schmutz
- Achtsames Essen. Probieren Sie Stäbchen aus, um das Tempo zu reduzieren. Kauen Sie gründlich, um die Verdauung zu fördern und ihrem Geist die zwanzig Minuten zu verschaffen, die er braucht, um Sättigungssignale zu senden.
- Weitgehend pflanzenbasierte Kost
- Ballaststoffreiches Essen
- Fermentierte Lebensmittel, die nützliche Darmbakterien fördern
- Natürliche Süßungsmittel; sie ernähren keine schädlichen Bakterien und verhindern Zuckersucht
- Tägliche Bewegung

liche Energie. In ihrem Buch *The Hidden Half of Nature*[4] enthüllen David R. Montgomery und Anne Biklé, wie die Förderung gesunder Mikrobiome sowohl die Medizin als auch die Landwirtschaft verändern würde. In ihrem faszinierenden Bericht über die Wiederbelebung ihres verödeten Gartens und die Genesung nach einer gesundheitlichen Krise ziehen die Autoren unglaubliche Parallelen zwischen Pflanzen und Menschen, die beide gedeihen, wenn ihre nützlichen Mikroben genährt werden.

Ein gesundes Mikrobiom wird immer stärker mit der Prävention, Heilung und sogar Ausrottung zahlreicher chronischer Krankheiten in Verbindung gebracht, von Fettsucht bis zu neurodegenerativen Erkrankungen. Nach Ansicht von Fachleuten gilt: **Wir sind nur so gesund wie unsere Darmbakterien.** Immer mehr Wissenschaftler glauben, dass die Mikroben-Vielfalt im Körper von entscheidender Bedeutung dafür ist, wer potenziell tödliche

Virenerkrankungen überlebt. Insofern entpuppt sich das Essen als wichtigster Faktor – die Bakterien in unserem Körper ernähren sich von den Lebensmitteln, die wir zu uns nehmen. Es ist also sehr wichtig, dass wir den Garten unseres Verdauungssystems hegen und pflegen; er hat größere Auswirkungen, als wir denken.

Wissenschaftler schlagen verschiedene Maßnahmen vor, um nützliche Bakterien zu fördern und das eigene Mikrobiom zu verbessern. Eine vielfältige, pflanzenbasierte Kost nutzt der Darmflora, weil sie gesunde, hilfreiche Bakterien ernährt und am Leben erhält. Wenn wir sie vernachlässigen und beispielsweise giftige Bakterien füttern, indem wir viel Zucker zu uns nehmen, verlassen die guten Bakterien mit ihren immunstärkenden Eigenschaften unseren inneren Garten.

Obwohl das Mikrobiom erst seit relativ kurzer Zeit erforscht wird, nutzten die Nonnen es erstaunlicherweise schon die ganze Zeit als Schlüssel zu unserem Wohlbefinden. Bei der Tempelküche geht es nämlich darum, die Verdauung zu fördern und gleichzeitig Geist, Seele und Körper zu stärken, um Harmonie zu erzielen. Für die Nonnen geht es nicht nur darum, was wir essen, sondern auch darum, wie wir essen.

An einem einzigen Tag das Mikrobiom verbessern

Die gute Nachricht lautet: Selbst wenn unser Inneres aus dem Gleichgewicht ist, können wir durch einfache Veränderungen in unserem Lebensstil und unserer Ernährung die Gesundheit unseres Mikrobioms sofort wiederherstellen oder zumindest entscheidend verbessern. An der Universität Pittsburgh wurde 2014 untersucht, warum Menschen afroamerikanischer Abstammung zwölfmal häufiger an Darmkrebs erkranken als Menschen, die im ländlichen Südafrika leben.[5] Nur zwei Wochen lang tauschten die beiden Gruppen ihre Ernährung – die fettreiche afroamerikanische Kost mit viel Fleisch und Käse gegen die traditionelle südafrikanische Ernährung mit vielen Ballaststoffen, wenig Fett oder Fleisch und reichlich Gemüse, Bohnen und Maismehl. Schon in dieser kurzen Zeitspanne veränderten sich die Mikrobiome der Testpersonen erheblich. Diejenigen, die traditionelles afrikanisches Essen zu sich nahmen, produzierten mehr Butyrate – Fettsäuren, die nachweislich vor Darmkrebs schützen –, während sich im Darm derjenigen, die typisch US-amerikanische Kost aßen, mehr Biomarker entwickelten, die auf Krebsrisiken hinweisen. Noch faszinierender ist vielleicht, was in Harvard und an der University of California nachgewiesen wurde: Innerhalb von nur 24 Stunden könnten tief greifende Verschiebungen im Mikrobiom unseres Körpers stattfinden, was zeigt, wie bemerkenswert flexibel wir Menschen auf unsere Ernährung reagieren. Wenn wir unsere Art zu essen ändern, kann das einen entscheidenden Unterschied ausmachen.

Ein glücklicher Darm braucht Hilfe beim Verdauen

Die Förderung der Verdauung ist ein zentrales Element der Koch- und Essphilosophie der Nonnen. Als ich mich genauer damit beschäftigte, merkte ich, dass jedes einzelne Gericht ihrer Speisenfolge auf leichte Verdaulichkeit ausgerichtet war. Neben fermentierten Lebensmitteln enthielt ihre Küche auch andere verdauungsfördernde Elemente wie Präbiotika aus Pilzen und Seetang, warme Flüssigkeiten wie Suppen, Tees und warmes Wasser, eine breite Auswahl an saisonalem, ballaststoffreichem Obst und Gemüse sowie verschiedene verdauungsfördernde Essigsorten.

Ihre pflanzenbasierten Gerichte wirkten überdies entzündungshemmend, weil sie die von Natur aus saure Umgebung des Magens ausbalancierten. Und neben dem Essen gab es auch eine Symbiose mit den gesunden Mikrobiomen in der natürlichen Umgebung – sie verbrachten jeden Tag Stunden draußen im Wald und in ihrem Garten. Bei meinen Reisen durch Asien beobachtete ich diese aktiv draußen verbrachte Zeit immer wieder und erfuhr zu meiner Überraschung, dass auch sie entscheidend für einen gesunden, glücklichen Darm ist.

Das Unterstützen einer guten Verdauung ist unglaublich wichtig für unsere Gesundheit. Der Magen hat seine eigenen Werkzeuge zum Zerlegen von Nahrungsmitteln – Magensäure und Verdauungsenzyme –, aber wir können diesen Prozess unterstützen, indem wir essen wie die Nonnen. Der Verdauungsvorgang braucht mehr Energie als jede andere innere Funktion unseres Körpers, und Fachleute schätzen, dass mindestens die Hälfte unserer gesamten Reserven für die Verdauung aufgewendet wird. Wenn wir also verdauungsfördernde Lebensmittel essen, helfen wir unserem Körper, der dadurch mehr Energie für andere körperliche Optimierungsprozesse wie Zellreparatur oder Nährstoffaufnahme abzweigen kann.

Zu den Verdauungshelfern der koreanischen Kultur gehört Obst, das Proteine sehr effizient aufspaltet und als einfaches Heilmittel für Magenprobleme gilt. Kiwi und *Bae*-Birnen werden verwendet, um Speisen auf natürliche Weise zu süßen und um *Kalbi* (Rinderrippchen) zarter zu machen. Auch Papayas dienen in vielen asiatischen Küchen dazu, Fleisch vor dem Garen zu behandeln.

In Asien wird Obst verehrt

Es gibt moderne Gesundheitstrends, die Obst wegen seines Zuckergehalts meiden. Ganze frische Früchte mit Schale und ungesüßte Trockenfrüchte sind aber etwas anderes als konzentrierte Fruchtsäfte, die oft sehr viel Zucker, aber keine Ballaststoffe mehr enthalten; sie spielen in der asiatischen Esskultur eine unglaublich wichtige Rolle. Wegen seines Nährwerts wird Obst in der asiatischen Kultur verehrt – eine kraftvolle Kombination aus Präbiotika, Verdauungsenzymen und natürlicher Süße. Früchte gelten als Delikatesse und werden zum Frühstück, als Snack oder nach dem Essen verzehrt. Manchmal werden sie auch als gesunde Gabe verschenkt, sorgfältig in traditionelle koreanische *Bojagi* eingeschlagen, eine umweltfreundliche Verpackung aus wiederverwendbaren Tüchern.

In Korea dienen perfekt reife goldgelbe Ananas oder tischtennisballgroße rubinrote Trauben in Verpackungen, die aussehen wie Schmuckkästchen, als Geschenk für besondere Anlässe wie Hauseinweihungen oder für Vorgesetzte. In Japan werden Wassermelonen in Herzform oder als kühlschranktaugliche Würfel gezogen. In China baut man Birnen an, die geformt sind wie Buddhas

OBST MIT VERDAUUNGSENZYMEN

- **Papaya, Ananas, Kiwi, Feige, *Bae* (Nashi-Birne):** enthalten Protease, die Proteine spaltet
- **Mango, reife Banane:** enthalten Amylase, die Kohlenhydrate zerlegt und auch in Speichel enthalten ist
- **Avocado:** enthält Lipase, die Fette spaltet
- **Unreife Banane, Jackfruit:** enthalten Präbiotika, verdauungsfördernde Stoffe, die der Körper nicht selbst produziert

oder Babys. Besonders schöne Früchte anzubauen ist in Asien so etwas wie ein Sport, und manchmal werden für perfekte Melonen oder tennisballgroße Erdbeeren Luxuspreise von Tausenden von Dollars bezahlt.

Entlang der koreanischen Wanderwege werden an kleinen Ständen knackige Gurken, gedämpfte Maiskolben und Süßkartoffeln als natürliche Stärkung für erschöpfte Gipfelstürmer angeboten. Und im chinesischen Chengdu rollen nachts Fahrräder mit beleuchteten Essensständen durch die Stadt, für alle, die Lust auf einen späten Snack haben. In Korea und ganz Asien wird frisches Obst an öffentlichen Orten wie Parks, Bahnhöfen, Busstationen und sogar in Zügen verkauft. Es ist auch nicht ungewöhnlich, üppig tragende Obstbäume im öffentlichen Raum zu sehen, und Familien pflanzen kleinere Exemplare hinter ihre Häuser, um die Früchte im perfekten Reifezustand pflücken zu können.

Mein Lieblingsobst

Für alle, die natürlicher leben wollen, sollte Obst eine Rolle spielen. Es verhilft uns zu einer täglichen Dosis farbenfroher Antioxidantien und ist eine großartige Quelle für Flüssigkeit und Verdauungsenzyme. Wenn Ihnen der natürliche Zuckergehalt Sorgen bereitet, möchte ich Sie dazu ermutigen, ganze Früchte mit der Schale zu essen, anstatt sie zu entsaften. Durch die Ballaststoffe in Fruchtfleisch und Schale gelangt der Zucker langsamer in den Blutkreislauf. Wenn Sie ganze Früchte essen, fühlen Sie sich außerdem schneller satt und essen kleinere Mengen. Und falls Sie zu den Menschen gehören, die kein Gemüse mögen, ist Obst eine hervorragende Quelle für Ballaststoffe in der alltäglichen Ernährung. Im Folgenden stelle ich Ihnen einige meiner liebsten Obstarten vor.

Ananas

Frische Ananas enthalten Bromelain-Enzyme, die die Aufspaltung von Nahrung unterstützen. Ananas stellt einen wunderbaren Snack dar und kann eine wirksame Verdauungshilfe sein, vor allem auf leeren Magen. Rohe Ananas zu essen ist ein einfacher Weg, mehr Ballaststoffe und Mangan zu sich zu nehmen – ein Mineral, das Knochen und Bindegewebe stärkt.

Gurken

Rohe Gurken sind ein großartiger Snack zum Mitnehmen, dank 96 Prozent Wassergehalt hervorragende Flüssigkeitsspender und eine gute Quelle für Vitamin K. Gurken sind gut für die Haut, und sie eignen sich besonders als Zwischenmahlzeit, wenn man abnehmen möchte. Essen Sie sie gekühlt, wenn Sie Ihren Körper bei Hitze etwas erfrischen möchten. Ich dippe sie gern in scharfe koreanische Würzsoßen wie *Ssamjang*, eine fermentierte Chili-Bohnen-Paste, oder verarbeite sie zu *Oi Muchim*, einem einfachen koreanischen Salat, für den Gurkenscheiben mit einem Teelöffel Salz, einem Teelöffel fein gehacktem Knoblauch, einem Teelöffel Sesamöl, einem Spritzer Reisessig, einer Prise *Gochugaru* (Chiliflocken) und Sesam vermengt werden. (Auch wenn im klassischen Rezept verlangt wird, die natürliche Flüssigkeit der Gurken auszudrücken, lasse ich sie gern drin.)

Birnen

Frisch geriebene *Bae*-Birnen ergeben eine knackige Ergänzung zu kalten Nudeln. *Bae* eignen sich auch besonders gut zum Marinieren von Fleisch; sie geben ihm einen natürlich süßen Geschmack. Birnen sind gut für die Lungen und enthalten Verdauungsenzyme, die uns dabei helfen, unsere Nahrung aufzuspalten.

Wie Äpfel enthalten sie außerdem Chlorogensäure, die den Stoffwechsel ankurbelt. Ich mag alle Arten von Birnen, insbesondere *Bae* und Bosc's Flaschenbirne.

Mandarinen

Mandarinen gibt es in Südkorea schon lange; oft dienten sie als Geschenk für die Herrscherfamilie. Ihre getrockneten Schalen werden in der Kräutermedizin als Tee verwendet, und ganze Kisten voller Mandarinen sind ein beliebtes Geschenk. In Korea macht man einander als Zeichen der Liebe gern gesunde Geschenke – Essen, Tees oder Schönheitsmittel.

Steinobst

Studien haben gezeigt, dass Steinfrüchte wie Kirschen, Pfirsiche oder Pflaumen Anthozyane enthalten, die vor Krebs schützen können.[6] Aprikosen und Mangos liefern außerdem Beta-Carotin. Steinfrüchte kann man wie Mandarinen einfach mitnehmen; sie sind eine preiswerte Option für die tägliche Ernährung.

Wassermelonen

Wassermelonen bestehen zu 92 Prozent aus Wasser, was gut ist für unseren Flüssigkeitshaushalt. Studien haben gezeigt, dass durch das Essen von Wassermelonen unser Bauchumfang, unser Gewicht und das schädliche Cholesterin sinken. Wie Tomaten enthalten Wassermelonen in ihrem roten Fruchtfleisch einen speziellen Stoff namens Lykopin, der unseren Stoffwechsel stärkt und die DNA schützt. Außerdem wird vermutet, dass Lykopin das Wachstum von Krebszellen hemmen, DNA-Schäden verhindern und Enzyme fördern kann, die krebserregende Verbindungen aufspalten.

Wassermelonen – und frische Tomaten jeglicher Art mit Balsamico-Essig und Salz – kommen bei mir während ihrer sommerlichen Saison ständig auf den Tisch.

Stellen Sie eine Obstschale bereit

Eine Schale oder Platte mit buntem Obst sollte immer auf Ihrem Küchen- oder Esstisch stehen. Ich fing damit an, um meine Kinder dazu anzuregen, neue Arten von Früchten zu kosten, zum Beispiel die köstlichen kleinen Kiwibeeren, und sich jederzeit welche zu nehmen, wenn sie zwischen den Mahlzeiten Hunger bekamen. Das ist ein wunderbar einfacher Weg zu einem schnellen Snack und eine visuelle Erinnerung daran, Obst zu essen. Außerdem haben wir uns auf diese Weise ein wenig Natur in unser Heim geholt.

Heilsame Pilzbrühe

Diese Brühe kann man den ganzen Tag über in kleinen Portionen trinken, vor allem bei einer Erkältung. Inzwischen gehört sie, als leicht angepasstes Rezept der Nonnen, zu den Lieblingsgerichten unserer Familie, und ich serviere sie mittags ständig mit ein paar Beilagen als Hauptgericht oder als Beilage zu einem anderen Hauptgericht. Die Pilze haben eine angenehm feste Konsistenz, als Kontrast zu der klaren Brühe, die durch Ingwer und Chili eine gewisse Schärfe bekommt. Ein köstlich würziger Umami-Geschmack entsteht durch die Pilze und *Kombu*-Algen, eine wichtige Zutat für die Basisbrühe vieler koreanischer Rezepte.

Anmerkungen zum Rezept

Wenn Sie Pilze getrocknet kaufen, bekommen Sie hochwertige Sorten, die es nicht immer frisch im Laden gibt, wie beispielsweise Shiitake-Pilze, die wegen des kräftigen Umami-Geschmacks und ihres vielfältigen Nutzens für unsere Gesundheit und Abwehrkräfte geschätzt werden.

Pilze stärken unser Immunsystem und werden in Asien seit Jahrhunderten genutzt. Die Nonnen kochen gern mit selteneren Arten, die sie in den umliegenden Wäldern sammeln, darunter Totentrompeten und Habichtspilze, aber auch Pilze wie Shiitake oder Maitake sind sehr hilfreich, um in der Erkältungssaison gesund zu bleiben. Frische Pilze wie braune oder weiße Champignons oder Austernseitlinge können ebenfalls dazugegeben werden.

Chilis enthalten Capsaicin und sind eine hervorragende Quelle für Vitamin C, Vitamin A und Antioxidantien. Rote Chilis enthalten mehr Capsaicin als grüne.

Zitronensaft gibt der Suppe noch mehr Vitamin C und eine ausgewogene säuerliche Balance.

ZUTATEN

Für zwei Personen

1 Stück Ingwer
100 g *Kongnamul* (Sojasprossen)
6 kleine getrocknete Shiitake-Pilze
6 getrocknete Jujuben, in Scheiben geschnitten
1 Stück *Kombu* von ca. 3 cm
1 getrocknete rote Chilischote
½ *Mu* (koreanischer Rettich) von ca. 350 g, längs geviertelt und in dünne Scheiben geschnitten
2 Esslöffel *Gukganjang* (koreanische Sojasoße für Suppen) oder eine andere natürlich hergestellte Sojasoße
Meersalz oder rosa Himalaya-Salz
Zum Abrunden (optional):
ein Spritzer Essig oder frischer Zitronensaft

ZUBEREITUNG

1. Den Ingwer schrubben, aber nicht schälen, und in drei Scheiben schneiden. Die *Kongnamul* waschen. Shiitake, Jujuben, *Kombu* und Chili abspülen, in einer kleinen Schüssel mit ca. 100 ml Wasser bedecken und 20 Minuten ziehen lassen. Abgießen und das Einweichwasser für die Brühe aufbewahren. Die aufgequollenen Shiitake-Pilze und die Chili in dünne Scheiben schneiden.

2. Jujube, Chili, *Kombu* und Ingwer in einem mittelgroßen Topf mit 800 ml Wasser aufsetzen und zum Kochen bringen. Die Pilz- und Rettichscheiben dazugeben.

3. Mit *Gukganjang* würzen. Die *Kongnamul* dazugeben, noch einmal zum Kochen bringen und 3 bis 5 Minuten köcheln lassen, bis sie weich und durchscheinend werden.

4. Vor dem Servieren *Kombu* und Ingwer sorgfältig herausfischen. Nach Geschmack mit Salz und einem Spritzer Essig oder frischem Zitronensaft nachwürzen.

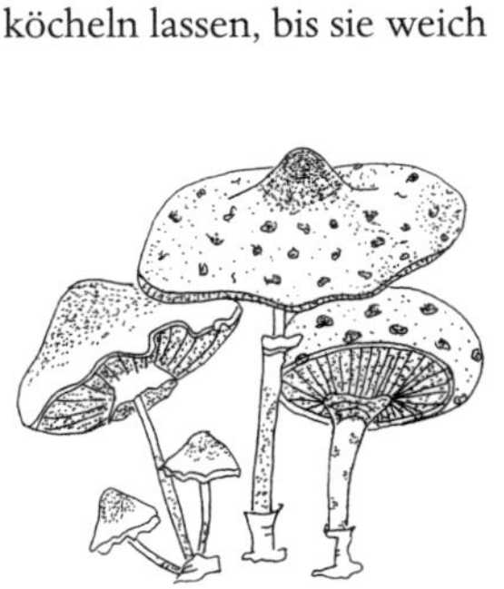

Gedämpfter Kabocha-Kürbis

Kabocha-Kürbisse sind sehr nährstoffreich. Ihre grüne Schale, das strahlend orangefarbene Fleisch und die Kerne enthalten eine Vielzahl von Vitaminen. Sie enthalten viele Ballaststoffe und wenig Kohlenhydrate, daher ist ihr glykämischer Index relativ niedrig, und sie treiben den Blutzuckerspiegel nicht in die Höhe. Gedämpft schmecken sie wie köstliche süße Esskastanien, und ihre zarte, essbare Schale liefert zusätzliche Ballaststoffe. Ich esse ihn auch gern als Snack oder als Beilage mit ein wenig Ahornsirup.

Anmerkungen zum Rezept

Wenn Sie nur einen kleinen Topf haben, können Sie den Kürbis auch in Schnitze schneiden und ihn 8 bis 13 Minuten dämpfen, allerdings ist er roh wegen der harten Schale erheblich schwerer zu zerteilen.

Die Kerne ergeben geröstet einen leckeren und gesunden Snack: waschen, trocknen, nach Geschmack würzen, beispielsweise mit *Gochugaru* (Chiliflocken) oder Zimt, und bei 180 Grad Celsius im Ofen 12 bis 15 Minuten rösten, bis sie nussig duften.

ZUTATEN

Für 6 Personen
1 Kabocha-Kürbis von ca. 900 g

ZUBEREITUNG

1. Den ganzen Kürbis ungeschält in einem Schnellkochtopf 10 Minuten lang dämpfen (oder mit einem Dämpfsieb in einem großen Topf 20 Minuten lang), bis sich das Fleisch leicht mit einer Gabel einstechen lässt.

2. Vor dem Servieren in mundgerechte Stücke schneiden, am besten entlang der Rippen.

3. Hält sich im Kühlschrank bis zu vier Tage.

Die Nonnenkur gegen gewöhnlichen Schnupfen

Einige der Nonnen aßen im Kloster nicht mit uns, weil sie eine 28-tägige Fastenzeit einhielten. Nach dem Essen allerdings kletterten sie gewandt auf die saubere Arbeitsplatte und saßen lächelnd mit gekreuzten Beinen vor uns, um uns bei der Meditation anzuleiten. Ihre Kraft und Beweglichkeit überraschte und begeisterte mich. Später beobachtete ich sie bei vielen alten Menschen, die ich auf meinen Reisen durch Asien kennenlernte. Die Nonnen baten uns, über das Essen nachzudenken, das wir gerade zu uns genommen hätten – was nötig gewesen sei, um es anzubauen und zuzubereiten, wie es sich jetzt in einen Teil von uns verwandle und wie es unseren Körper und Geist beeinflusse, wenn wir den Tempel verließen und in unsere Heimatländer rings um die Welt zurückkehrten.

Bevor ich die Nonnen verließ, fragte ich sie, was mit den Kranken im Kloster geschehe und ob sie besondere Heilmittel gegen Schnupfen oder Grippe hätten. Sie erklärten, sie nähmen niemals gekaufte Erkältungsmittel, weil man so oder so sieben Tage brauche, um wieder gesund zu werden, und es daher besser sei, den Körper nicht mit überflüssigen Medikamenten zu verunreinigen. Stattdessen glauben sie, man müsse den Körper sich selbst heilen lassen. Außerdem nehmen die Nonnen nur leicht verdauliche Nahrung zu sich, wenn sie krank sind, zum Beispiel *Juk*-Reisbrei, genau wie einst meine Eltern. Zusätzlich trinken sie eine spezielle Pilzbrühe, um die Genesung zu unterstützen. Ich dankte ihnen dafür, dass sie ihr besonderes Wissen mit mir geteilt hatten, und umarmte sie, erstaunt darüber, dass so viel Weisheit in solch zarte Gestalten passt.

Die ganze Pflanze: Kochen ohne Abfall

»Weniger Essen wegzuwerfen ist ein köstlicher Weg, Geld zu sparen, zur Welternährung beizutragen und unseren Planeten zu schützen.«
Tristram Stuart, Umweltschützer und Aktivist gegen Lebensmittelverschwendung

Wenn Sie eine Pflanze im eigenen Garten anbauen oder in der Natur pflücken wie die buddhistischen Nonnen, nehmen Sie sie komplett wahr. Sie sehen sie aus einem Samen heranwachsen und ernten sie genau im richtigen Moment, wenn sie am reifsten und köstlichsten ist. Die Pflanze braucht Zeit, um dieses Stadium zu erreichen, und gibt Ihnen damit Gelegenheit, darüber nachzudenken, wie Sie sie ganz nutzen könnten, um keines der Geschenke, die uns die Natur macht, zu verschwenden. Dieses naturnahe Denken existiert in Korea schon lange; ich nenne es »Die Ganze Pflanze« oder »Kochen ohne Abfall«.

Eine Pflanze ganz zu essen bedeutet, alles zu nutzen, was gewachsen ist, auch die Unvollkommenheiten, und alle Teile zu sich zu nehmen, von oben bis unten und von außen wie von

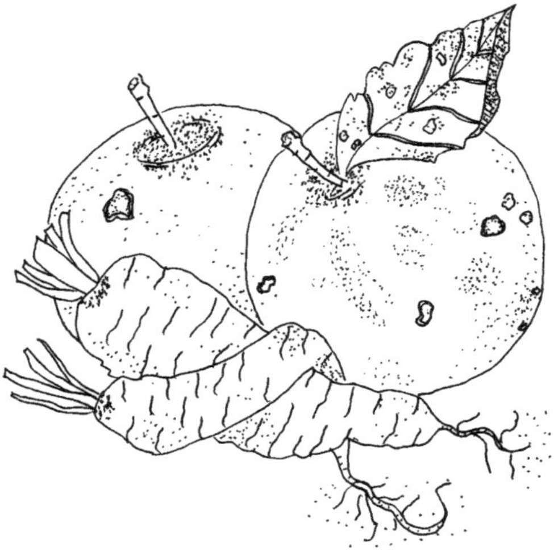

innen, darunter Schale, Blätter, Stiele und Wurzeln. Nichts wird weggeworfen. Dadurch vermeiden Sie nicht nur Müll und sparen Geld, sondern nutzen auch die Nährstoffe, die ansonsten verloren gehen, wenn diese Schalen, Blätter und Wurzeln in den Müll wandern. Für meine Vorfahren war es normal, die ganze Pflanze zu essen. Sie nutzten verschiedene Pflanzenbestandteile als natürliche Heilmittel. Übrigens wurde und wird dieses Prinzip auch auf Tiere angewendet, weshalb man bei uns – anders als im Westen – auch Schweinefüße, Innereien und andere Teile des Tieres auf der Speisekarte findet. Das Ziel ist, nichts zu verschwenden.

Hässliches ist gut für uns

Wenn Sie in einem Supermarkt einkaufen, finden Sie dort makelloses, sorgfältig ausgewähltes Obst und Gemüse vor. Die Äpfel werden sogar poliert, bis sie glänzen. Studien haben allerdings gezeigt, dass die schadhaften Stellen von Pflanzen sogar besonders nahrhaft sein können. Wurzelgemüse, das verformt und verdreht oder anderweitig »unvollkommen« ist, hat den gleichen Nährwert wie seine perfekte Entsprechung. Dazu gehören Schrammen und Flecken auf der Schale, Haut oder Rinde, aber auch kleine Druckstellen. Fleckige Schalen von Braeburn-Äpfeln enthalten nachweislich bis zu viermal mehr Antioxidantien als makellose.[7] Wissenschaftler vermuten, dass es sich bei diesen sichtbaren Zeichen auf einer ansonsten unbeschädigten Schale um die Spuren erfolgreicher Kämpfe gegen Schädlinge und Krankheiten handelt – Kämpfe, bei denen Antioxidantien als natürlicher Abwehrmechanismus freigesetzt werden. Sie sollten hässliche Pflanzen also als Teil Ihrer natürlichen Hausapotheke zur Gesundheitsvorsorge sehen, anstatt sie wegzuwerfen.

Essbare Schalen – gründlich geschrubbt und gewaschen – könnten der am häufigsten unterschätzte Bestandteil von Obst und Gemüse sein. Oft machen sie dessen größten Teil aus. Schalen sind reich an Ballaststoffen, Vitaminen, Mineralien und Antioxidantien; sie mitzuessen ist ein einfacher Weg, unsere Nährstoffaufnahme in die Höhe zu treiben. Hier ein paar Zahlen: Ein roher Apfel mit Schale enthält bis zu 267 Prozent mehr Vitamin K, 50 Prozent mehr Vitamin A, 15 Prozent mehr Vitamin C, 20 Prozent mehr Kalzium und bis zu 19 Prozent mehr Kalium als ein geschälter.[8] Eine gekochte Kartoffel mit Haut kann bis zu 76 Prozent mehr Vitamin C, 16 Prozent mehr Kalium, 11 Prozent mehr Folat und 10 Prozent mehr Magnesium und Phosphor enthalten als eine geschälte.[9] Bis zu 31 Prozent der gesamten Ballaststoffe von Gemüse stecken in der Schale.[10] Der Gehalt an Antioxidantien kann in der Schale von Früchten bis zu 328-mal höher liegen als im Fruchtfleisch.[11] Eine Studie zeigte, dass Pfirsiche fast 50 Prozent weniger Antioxidantien enthalten, wenn man ihre Schale abzieht.[12] Die Liste ließe sich fortsetzen.

Aber was tun mit den essbaren Schalen? Gewaschen kann man die Haut von Birnen, Äpfeln, Steinfrüchten wie Pfirsichen oder Pflaumen und sogar die von Kiwis essen, ebenso die von Gurken, Auberginen, Tomaten, Wurzelgemüse (z. B. Ofenkartoffeln, Pastinaken und Karotten) sowie Kürbissen (z. B. gedämpftem Kürbis oder Zucchini). Man kann auch die Schale von Zitrusfrüchten wie Zitronen, Orangen und Limetten abreiben und zum Kochen oder für Tees einfrieren. Schalen können auch für Smoothies, Soßen und Pfannengerichte verwendet werden, um diese nahrhafter zu machen. Und manche lassen sich in gesunde Chips verwandeln. Zu Hause frage ich immer: »Habt ihr die Schale mitgegessen?«

Ebenso wenig werfe ich die Wurzelspitzen und oberen oder äußeren Blätter weg, die oft nahrhafter sind als das eigentliche Gemüse und köstliche Kochzutaten liefern. Die Blätter von Roter Bete, die seit Urzeiten als Medizin verwendet werden, sind vollgepackt mit Carotinen und Mineralien wie Kalzium, Eisen, Magnesium und Phosphor sowie den Vitaminen C, E, B6, B1, B2, B3 und Folat; sie reinigen auf vielfältige Weise unsere Leber, das Verdauungssystem, die Lymphgefäße und das Blut. Ausgewachsene Bete-Blätter kann man kochen, die jungen, zarten passen in Salate. Auch Karottenblätter sind reich an Nährstoffen und enthalten sechsmal mehr Vitamin C als die orangefarbene Wurzel, außerdem Kalium, Kalzium und sekundäre Pflanzenstoffe. Als Kräuter oder Beilage geben diese oft weggeworfenen Bestandteile unserer Küche aromatische Tiefe und Komplexität. In der mediterranen Küche werden schon lange Weinblätter verwendet, wegen ihrer entzündungshemmenden Eigenschaften, dem niedrigen glykämischen Index und ihrem hohen Nährstoffgehalt.

Und während meiner Reisen durch China waren sautierte Bocksdornblätter, die von der Gojibeeren-Pflanze stammen, mein liebstes Blattgemüse.

Kochen ohne Abfall am Beispiel des koreanischen Mu-Rettichs

Der koreanische Rettich *Mu* ist eine weiße Rettichsorte von fester, knackiger Konsistenz. Er ist kürzer und rundlicher als der japanische Daikon-Rettich und oben grünlich gefärbt, in der koreanischen Küche wird er diesem wegen des festeren Fleisches und süßeren Geschmacks vorgezogen. Der gesamte *Mu*, vom Grün über die Schale bis zur Wurzel, ist essbar, und ich möchte ihn als Beispiel für das Prinzip »Die Ganze Pflanze« heranziehen. Außerdem zeigt er, wie viel wir gewinnen können, wenn wir neue, ungewöhnliche Gemüsesorten ausprobieren. Der koreanische Rettich steckt wie alle Rettiche voller Vitamine und Nährstoffe: Er enthält fünfmal mehr Vitamin C, 1 ½-mal mehr Eisen und fünfmal mehr Kalzium als Brokkoli, außerdem Glucosinolate – Stoffe, die laut wissenschaftlichen Studien mit der Stimulierung von Enzymen in Verbindung stehen, Karzinogene deaktivieren und die Verbreitung von Krebszellen hemmen.

Die grünen Blätter

Die grünen Blätter am oberen Ende des Rettichs abschneiden und abspülen. In einer Schüssel Wasser mit einem Schuss Haushaltsessig waschen, um Erde und Sand zu entfernen. Ein paar Minuten warten, bis der Schmutz zum Boden der Schüssel absinkt. Abgießen und mehrfach wiederholen. Dann das Rettichgrün wie *Sigeumchi Namul* (Spinat-*Banchan*, eine Beilage aus Spinat) zubereiten; siehe Rezept S. 76. Wenn die Blätter leicht angedünstet werden, mildert sich ihr durchdringendes, pfeffriges Aroma, und sie schmecken köstlich.

Die Schale

Für Rettichschalen-*Banchan*, eine Beilage aus Rettichschale, wird der Rettich zunächst mit einer Gemüsebürste gereinigt. Anschließend die Schale mit einem Gemüseschäler in feinen Streifen abhobeln. Eine Pfanne auf mittlere Temperatur erhitzen und 1 bis 2 Esslöffel Sesamöl hineingießen. Das Öl etwa 30 Sekunden lang heiß werden lassen, dann die Schalen dazugeben und 30 Sekunden lang andünsten. Vom Herd nehmen und mit Salz und Sesam bestreut servieren.

Das Fruchtfleisch

In der koreanischen Küche wird der Hauptteil des *Mu* roh verwendet und zu Kimchi verarbeitet (siehe S. 44) oder gekocht. Roh kann er auch gerieben werden, dann sieht er aus wie frisch gefallener Schnee. In diesem Zustand enthält *Mu* lebendige Verdauungsenzyme, die das Aufspalten von Proteinen, Kohlenhydraten und Fetten erleichtern. In Korea wird die einzigartige Frische von geriebenem *Mu* als Beigabe zu besonders fetten Gerichten wie gegrillter Makrele geschätzt. Man kann das Rettich-Fleisch aber auch in dünnen Streifen dämpfen und auf Reis oder als Beilage servieren. Es schmeckt köstlich, wenn man ein wenig Sojasoße, Sesamöl und *Gochugaru* (rote Chiliflocken) darüber gibt.

Der Strunk

Ich verwende die gründlich gereinigten Strünke gern für Eintöpfe oder Brühen. Sie können sie aber auch kompostieren.

Königliche Küche und Pflanzenvielfalt

»Biodiversität entstammt der fernen Vergangenheit und weist auf die Zukunft hin.«
Frans Lanting, *National Geographic*-Fotograf und Umweltschützer

In Hanyang, das heute Seoul genannt wird, steht ein koreanischer Palast. Sein Ort war gut gewählt, um seine Bewohner zu schützen und zu ernähren. Er ist von Bergen umgeben und liegt am Ufer des Cheonggyecheon-Baches, der in den Han-Fluss mündet, eine wichtige Handelsroute. In dieser Gegend gibt es eine Vielzahl unterschiedlicher Landschaften, die Pflanzen mit Nährstoffen und Mikroben versorgen. In den Bergen werden Wurzeln, Kräuter und Farne geerntet, aus dem Meer fischt man Seetang und Algen, im Wald werden Pilze und Beeren gesammelt. Die Bevölkerung bringt diese Zutaten dem König als Tribut; jede von ihnen wird für ihre Heilkräfte geschätzt. In der Palastküche werden die knorrigen Wildpflanzen gezähmt, indem sie gewaschen, geschrubbt und in phänomenal aufwendige königliche Gerichte verwandelt werden.

Die Vorbereitungen beginnen schon vor Sonnenaufgang, wenn in der Küche unter Leitung des Hofarztes die erste von fünf Mahlzeiten für den König zubereitet wird. Für die königliche Küche arbeiten die Leibärzte des Königs eng mit seinen Köchen zusammen – was zu einer einzigartigen Kombination von besonderen Aromen führt, der besten medizinischen Versorgung ihrer Zeit und dekadenter Essenspräsentation. In täglichen königlichen Memoranden dokumentieren die Beschäftigten des Königs akribisch seine Reaktionen auf das Essen, seine Symptome und all seine Erkrankungen. Wenn es ihm nicht gut geht, bekommt er gemischte Kräutertees, die genau auf die Behandlung seiner Beschwerden abgestimmt sind. Ansonsten besteht sein Hauptgericht aus einem leicht verdaulichen Getreidebrei, angereichert mit Pinienkernen, gemahlenen Aprikosenkernen, Jujuben, weißem und schwarzem

Sesam, Abalone-Muscheln und Pilzen. Auf der einen Seite des Tischs steht eine Suppe aus fermentierten Krabben, Austern, weißem Rettich, Seelachsrogen und Zucchini. Auf der anderen eine traditionelle *Bachan*-Auswahl – kleine Beilagen wie Kimchi, getrocknete Sardellen, Seetang, Muscheln und Seegurken. Der königliche Tisch ist mit einzigartigem *Bangjja* gedeckt, Bronzegeschirr aus einer 9:1-Kupfer-Zinn-Legierung. Es ist ideal zum Servieren gesunder Gerichte, weil es die Hitze besser hält, sterilisiert werden kann, Mineralien an darin gelagertes Wasser abgibt und sogar die Farbe verliert, wenn Spuren von Pestiziden, Gift oder Speisen mit hohem Natriumgehalt seine Oberfläche berühren.

Im Palast gilt das Prinzip *Yak Sik Dong Won*: Essen wird wie kostbare Medizin behandelt. Diese Philosophie verbreitet sich allmählich auch beim einfachen Volk, im ganzen Königreich. Für das uralte Wissen über traditionelle Lebensmittelherstellung – die Zubereitung von Fermentiertem, Wein, Reis und *Dooboo* (Tofu) – sind verschiedene staatliche Ministerien zuständig, die für strikte Qualitätskontrollen sorgen. Fermentierte Soßen – *Jangs* und andere Würzmittel – fallen unter die Verantwortung des königlichen Instituts für Medizin und Arzneimittel. Tatsächlich könnte die Aufsicht über die großen, im Freien stehenden Fermentiergefäße für Soßen und Würzmittel zu den wichtigsten Aufgaben des Palastes gehören. Sie werden unter Verschluss gehalten, sorgfältig nach Alter geordnet, und müssen ständig überwacht und angepasst werden.

Jede Einzelheit dieser sorgfältig durchdachten Nahrungszubereitung ist auf das Ziel ausgerichtet, die Gesundheit des Königs zu fördern. Es ist essenziell, dass das Palastpersonal weiß, in welchen lokalen Ökosystemen welche Schlüsselzutaten wachsen und wie Nahrungsmittel den menschlichen Körper beeinflussen. Um dieses imposante Wissen aufzubauen, verbringen die Bediensteten den Großteil ihres Lebens innerhalb der Palastmauern und arbeiten daran, den komplexen und ständig wachsenden Wissensschatz zu den zahlreichen Pflanzen der königlichen Ernährung zu erlernen.

Pflanzenvielfalt im modernen Leben

Die Joseon-Dynastie mit ihrer ausgefeilten königlichen Küche war die letzte ihrer Art in Korea. Für mich zeigt dieses Stück Geschichte auf faszinierende Weise, wie *Yak Sik Dong Won* in vollem Umfang umgesetzt werden kann. Von der königlichen Küche hörte ich zum ersten Mal bei den buddhistischen Nonnen, die mir erzählten, dass sich die Beschäftigten der Palastküche nach ihrer Pensionierung in Klöster zurückzogen. Mein Interesse war erwacht – ich beschäftigte mich mit der königlichen Küche Koreas und sprach mit Menschen, die sich damit auskennen. Es gibt edle Restaurants, die diese Küche zu neuem Leben erweckt haben, und dort kostete ich, wie die extreme Pflanzenvielfalt von einst geschmeckt haben könnte. Ich probierte Dinge wie Chinakohl, eingelegt mit Bocksdorn, Ballonblumen, Süßholz und Lingzhi-Pilzen und auf natürliche Weise gesüßt mit Kastanienhonig und Birnen. Ich schlürfte Suppe aus getrocknetem Seelachs und aß Schalen mit Reis, der mit verschiedenen Farnsprossen gemischt war und zu gut abgelagertem Rindfleisch serviert wurde. Dabei malte ich mir aus, wie meine Vorfahren durch Wiesen und Wälder gestreift waren, um diese Zutaten zu sammeln.

Mein vollgepacktes modernes Leben erschwerte es mir, auf traditionelle Weise zu essen. Wenn ich keine Zeit oder Lust zum Kochen hatte, verließ ich mich auf Restaurants, Imbissstuben und Fertiggerichte. Als ich mehr über die königliche Küche und die Mechanik ihrer Mahlzeiten lernte, machte ich allerdings die inspirierende Entdeckung, dass viele Gerichte meiner Kindheit auf genau den gleichen Prinzipien beruhten. Gab es einen Weg, eine vereinfachte Version mit den gleichen gesundheitlichen Vorteilen in meinen Alltag zu integrieren? Dann fiel mir eine Lösung ein: Ich könnte die vielfältige Pflanzenwelt der königlichen Küche nutzen, indem ich morgens, mittags und abends verschiedene einfache *Banchan*-Beilagen mit *Jangs* machte. Um das Ganze noch einfacher zu gestalten, würde ich die kleinen Schälchen weglassen, in denen *Banchan* normalerweise serviert wird, und alles auf einer einzigen Platte oder in einer Schüssel anrichten. Und zum Ende jeder Woche, oder wann immer ich meinen Kühlschrank aufräumte, würde ich die Reste verarbeiten, wie ich es bei den Nonnen gesehen hatte. Inzwischen gehört es zu meinen liebsten Kochgewohnheiten, aus übrig gebliebenen Zutaten ein neues Gericht zusammenzustellen.

Kimchi Bokkeumbap (gebratener Reis mit Kimchi)

Gebratener Reis mit Kimchi, *Kimchi Bokkeumbap*, ist ein klassisches Wohlfühlessen der koreanischen Küche. Man brät Kimchi und Reis unter Rühren leicht an, mit Gewürzen und buchstäblich jeder Garnierung, die Ihnen schmeckt. Dieses vielseitige Gericht, das auch als Beilage serviert werden kann, eignet sich ideal dazu, Reste aus dem Kühlschrank auf leckere und gesunde Weise aufzubrauchen.

Anmerkung zum Rezept

Diese Methode, Reste aus dem Kühlschrank aufzubrauchen, kann man auch auf Currys oder Pfannengerichte ohne Reis anwenden.

ZUTATEN

Für 4 Personen
1 ½ Teelöffel Olivenöl
½ Teelöffel fein gehackter Knoblauch
ca. 100 g Fleischreste aus dem Kühlschrank (Steak, Rinderfleisch, Huhn, Speck), in mundgerechte Stücke geschnitten
150 g Kimchi, mitsamt dem Saft am Boden des Glases
ca. 100 g Gemüsereste aus dem Kühlschrank (Pilze, Spinat, *Ssukgat*, Sojasprossen), fein gehackt
600 g gekochter Reis
1 ½ Teelöffel geröstetes Sesamöl
4 große Eier, als Spiegeleier oder Rühreier gegart
Zum Garnieren (optional): Sesam, fein geschnittene Frühlingszwiebeln und/oder geröstete Seetang-Streifen

ZUBEREITUNG

1. Eine große Pfanne auf mittlere Temperatur erhitzen. Das Olivenöl hineingeben und den Knoblauch darin etwa eine Minute garen, bis Duft aufsteigt.

2. Falls Sie rohes Fleisch haben, jetzt dazugeben und ein paar Minuten mitbraten, bis es halb durch ist. Ansonsten den Kimchi in die Pfanne geben und 2 Minuten dünsten, gefolgt von den Fleisch- und Gemüseresten, dem Kimchi-Saft und dem Reis. Etwa 7 Minuten lang weiterbraten, dann vom Herd nehmen. Mit dem Sesamöl beträufeln und gründlich vermengen.

3. Den Reis auf vier Schälchen verteilen. Die Eier darauflegen und nach Geschmack mit Sesam, Frühlingszwiebeln und /oder Seetang-Streifen garnieren.

4. Sofort essen oder in einem luftdichten Behälter im Kühlschrank bis zu fünf Tage lang lagern.

Grünzeug für jeden Tag: Sigeumchi Namul (Spinat-Banchan)

Sigeumchi Namul, gewürzter Spinat, ist vielleicht die beliebteste koreanische *Banchan*-Beilage. Sie können den Spinat in diesem Rezept auch durch anderes Blattgemüse wie *Ssukgat*, Brunnenkresse oder Grünkohl ersetzen. *Namul* ist ein großartiges Gericht, um das aktuelle Saisongemüse zu erkunden und übrig gebliebene Zutaten im Kühlschrank aufzubrauchen. Entscheidend ist hier die Garmethode des kurzen Kochens, auch Blanchieren genannt, die dem Wildgemüse seinen bitteren Geschmack nimmt und dabei so viele Nährstoffe wie möglich bewahrt. Faszinierenderweise essen die besonders lang lebenden Menschen in bestimmten Gegenden Griechenlands jeden Tag ein ähnliches Gericht: *Chorta*, gekochtes wildes Blattgemüse, das mit Olivenöl und Zitrone beträufelt wird.

Anmerkungen zum Rezept

Gukganjang ist eine besondere, traditionell gebraute Sojasoße, die als Nebenprodukt bei der Herstellung von *Doenjang* (fermentierter koreanischer Sojabohnenpaste) entsteht und einen würzigen Umami-Geschmack liefert. Man findet sie in asiatischen Lebensmittelgeschäften oder im Internet.

Hitze zerstört die Zellwände von Pflanzen, deshalb ist gekochtes Blattgemüse leichter verdaulich als rohes, allerdings wird es dabei auch denaturiert, und der Nährstoffgehalt sinkt. Wenn Sie Ihr Grünzeug blanchieren, setzen Sie es so wenig Hitze wie möglich aus.

ZUTATEN

Für zwei Personen, als Beilage
1 Bund Spinat
1 Teelöffel fein gehackter Knoblauch
1 ½ Teelöffel *Gukganjang* (koreanische Sojasoße für Suppen) oder ¾ Teelöffel andere natürlich hergestellte Sojasoße
1 Teelöffel Sesamöl
1 Teelöffel Sesam (optional)
2–3 Teelöffel *Gochujang* (rote Chilipaste) oder 1 Prise *Gochugaru* (rote Chiliflocken) für zusätzliche Schärfe (optional)

ZUBEREITUNG

1. Eine Schüssel Eiswasser bereitstellen

2. In einem mittelgroßen Topf 500 ml Wasser zum Kochen bringen. Den Spinat 20 Sekunden darin blanchieren bzw. so lange, bis er zusammenfällt. Sofort herausnehmen und in das vorbereitete Eiswasser legen, damit er nicht weitergart. Abgießen und überschüssiges Wasser vorsichtig herausdrücken.

3. Den Spinat in eine Schüssel geben und vorsichtig von Hand mit dem Knoblauch, der Sojasoße, dem Sesamöl und gegebenenfalls dem Sesam, dem *Gochujang* oder *Gochugaru* vermengen. Wenn alles gut vermischt ist, den Spinat in 5 cm lange Stücke schneiden.

4. Sofort servieren oder in einem luftdichten Behälter bis zu drei Tage im Kühlschrank lagern.

Banchan und Namul für jeden Tag

In der königlichen Küche der Joseon-Zeit dienten *Banchan* als Basis jeder Mahlzeit. Zu diesen Beilagen gehörten auch kleine pflanzenbasierte Gerichte namens *Namul* aus den Pilzen, Wurzeln und wilden Blattgemüsen, die rings um den Palast gesammelt wurden. Die gesunden Garmethoden, die für diese Gerichte verwendet wurden, waren entscheidend für die Nährstoffaufnahme und Verdauung. Die Zutaten wurden entweder fermentiert oder sanft gegart und anschließend mit ein wenig Sesamöl, Salz oder Sojasoße gewürzt.

Banchan kommen in der koreanischen Kultur jeden Tag auf den Tisch, ob bei einfachen Mahlzeiten zu Hause oder an Feiertagen wie dem koreanischen Erntedankfest *Chuseok*. Sie sind als Beilagen gedacht, als Ergänzung zu einem Hauptgericht, und liefern mit jedem Bissen üppiges Aroma. Man kann *Banchan* aber auch als eigenständige Mahlzeit servieren, vielleicht mit ein wenig Reis. Diese Gerichte sind eine köstliche Überraschung für alle, die gerade erst dabei sind, die koreanische Küche zu entdecken. Außerdem zähmen sie die natürliche Bitterkeit vieler nahrhafter Pflanzen auf aromatische Weise – jenen bitteren Geschmack, der nachweislich die Verdauung fördert, die Nährstoffaufnahme verbessert, die Abwehrkräfte stärkt und sogar dazu beiträgt, die Gier nach Zucker zu vermindern.

Ssam aus Perilla-Blättern

Im königlichen Palast wurde auch *Ssam* serviert. Für dieses Gericht pflückte man frische saisonale Blätter wie Kopfsalat oder Perilla aus dem Palastgarten. Dann wurden Sojabohnenpaste, Reis und andere Zutaten bei Tisch in die rohen Blätter gewickelt, damit jeder Bissen wie eine kleine Geschmacksbombe im Mund explodierte.

Für mich ist dies eine leckere und vielseitige Methode, um die Pflanzenvielfalt in meinen Mahlzeiten zu erhöhen und Reste aus dem Kühlschrank zu verwenden. Die Grundzutaten für *Ssam* sind *Gochujang* (rote Chilipaste) und ein grünes Blatt; alles Übrige bleibt Ihrer Fantasie überlassen. Sie könnten Reis dazugegeben, gegrilltes Fleisch, Kimchi, Knoblauch, Jalapeño-Chilis, *Banchan* oder anderes gekochtes Gemüse.

Legen Sie das Perilla-Blatt flach in Ihren Handteller (oder machen Sie das, was ich »Doppel-*Ssam*« nenne, und nehmen Sie noch ein rotes oder grünes Salatblatt dazu). Geben Sie die Zutaten darauf und falten Sie das Blatt zu einem Päckchen. (Das muss nicht sehr akkurat sein.) Genießen Sie Ihr *Ssam* wie ein Mini-Sandwich oder einen Wrap.

Phytochemikalien und die Kraft farbiger Pflanzen

In der Küche des Joseon-Palastes wusste man etwas, das die Wissenschaft mittlerweile bestätigt hat: Für unsere Gesundheit ist es wichtig, dass wir vielfältige und abwechslungsreiche Pflanzenkost zu uns nehmen. Das hat zwei Gründe: Erstens profitiert unsere Darmflora von dieser Vielfalt, zweitens sind die in Pflanzen vorkommenden Phytochemikalien, auch sekundäre Pflanzenstoffe genannt, gut für unsere Gesundheit.

Phytochemikalien wurden erstmals in den 1950er-Jahren von dem US-amerikanischen Biochemiker Julius Axelrod beschrieben; im Gesundheitswesen sind sie immer noch ein relativ neuer Begriff. Kein einziges Nahrungsmittel enthält alles, was wir brauchen. Deshalb sollten wir eine möglichst große Bandbreite an Essen zu uns nehmen, um sicherzustellen, dass wir alle lebensnotwendigen Nährstoffe bekommen – Eiweiß, Kohlenhydrate sowie die Vitamine A, B, C, E und K. Aktuelle Studien listen hierbei auch die neue, essenzielle Kategorie der Phytochemikalien auf – bioaktive chemische Nährstoffe, die in Pflanzen vorkommen.

Aktuell wird geschätzt, dass es mehr als 10 000 Phytochemikalien gibt, deren Auswirkungen auf die menschliche Gesundheit noch nicht vollständig erforscht sind. Am häufigsten werden die sekundären Pflanzenstoffe untersucht, die antioxidative, Alterungsprozesse verlangsamende Wirkungen haben. Diese Verbindungen geben Pflanzen ihre unterschiedlichen Aromen, Düfte und üppigen Regenbogentöne, außerdem die weißen, braunen und schwarzen Pflanzenfarben, die in der asiatischen Küche als medizinisch wertvoll geschätzt werden. Es gibt zwei große Gruppen antioxidativer Phytochemikalien: **Carotinoide**, deren strahlende Orange-, Rot- und Gelbschattierungen in Tomaten, Karotten und Mangos zu finden sind, sowie **Polyphenole**, zu denen auch die Flavonoide gehören. Sie kommen in Beeren, Zitrusfrüchten, Zwiebeln, Sojabohnen und Kaffee vor. Neuere Studien haben auch gezeigt, dass **schwefelhaltige Verbindungen** die menschliche Gesundheit fördern; diese sind in Nahrungsmitteln wie Kohl (beispielsweise Kimchi), Zwiebeln und Pilzen zu finden, die in Asien als besonders gesund gelten.

Phytochemikalien sind eine aufregende neue Entdeckung für die Ernährungsforschung, denn ihr gesundheitlicher Nutzen geht weit über den reinen Nährwert hinaus. Mit genaueren Erkenntnissen über diese bioaktiven Verbindungen könnten wir sie systematisch auf den Etiketten von Nahrungsmitteln auflisten und unser überliefertes Wissen für eine natürliche Pflanzenmedizin anwenden. Es gibt Belege dafür, dass Phytochemikalien uns beim Aufbau von Abwehrkräften gegen alle bekannten chronischen Krankheiten helfen können – Krebs, Herzleiden, Diabetes, Autoimmunerkrankungen, die Liste lässt sich fortsetzen. Außerdem tun sie jedem Teil unseres Körpers gut, vom Gehirn bis zu Augen, Haut, Haar und Gelenken. Neuere Studien deuten darauf hin, dass Phytochemikalien ein enormes Potenzial zur Verbesserung unserer Gesundheit bieten könnten. Vielleicht werden in der Zukunft ja tatsächlich standardisierte Zahlen zur phytochemischen Bioaktivität an prominenter Stelle auf Lebensmitteletiketten prangen? Solche Daten fehlen derzeit noch; sie würden uns dabei helfen, besser informierte Kaufentscheidungen zu treffen.

Im Jahr 2012 begann *The American Gut Project*, Proben der bakteriellen Darmflora von mehr als 11 000 Freiwilligen aus 45 Ländern zu sammeln. Sie haben unter anderem gezeigt, dass Menschen, die jede Woche mehr als dreißig unterschiedliche Pflanzenarten zu sich nehmen, tendenziell seltener an Entzündungen und Herzerkrankungen leiden.[13] Pflanzenvielfalt hilft unserem Körper dabei, bestmöglich zu funktionieren.

Wissenschaftliche Untersuchungen zeigen auch, dass die lebenden Enzyme aus rohen, ungekochten Pflanzen uns noch mehr Nutzen bringen, wenn gesunde Bakterien aus der lebendigen, fruchtbaren Erde, in der sie kultiviert wurden, in den Pflanzen enthalten sind. Es spielt also eine wichtige Rolle, wie unser Obst und Gemüse angebaut wird. Allerdings belastet eine ausschließliche Ernährung aus Rohkost das Verdauungssystem und ist daher für die meisten Menschen nicht ideal, weil sie Blähungen und Störungen bei der Nährstoffaufnahme verursachen kann, insbesondere bei Menschen mit gesundheitlichen Problemen. Für die meisten von uns besteht die beste Ernährungsform darin, sowohl rohes als auch gekochtes Gemüse zu essen und dabei möglichst sanfte Garmethoden zu wählen, damit der Nährwert und die Verdauungsenzyme der Pflanze erhalten bleiben.

Besser als Brokkoli: Golgura essen

Golgoru zu essen bedeutet in Korea eine ausbalancierte, pflanzenbasierte, vielfältige Ernährung, bei der kaum Essensreste oder Lebensmittelmüll produziert werden. Dieser Begriff beschreibt, wie traditionelle koreanische Mahlzeiten zusammengestellt werden und warum es als wünschenswert gilt, möglichst viele verschiedene Dinge zu essen.

Nach Angaben des Lebensmittelunternehmens Green Giant gehörte Brokkoli 2022 zu den beliebtesten Gemüsesorten in den USA. Brokkoli ist sehr gesund, denn er enthält reichlich Ballaststoffe, viel Vitamin C und Vitamin K sowie eine Reihe anderer Nährstoffe. Zweifellos sollte Brokkoli überall ein Bestandteil der täglichen Ernährung sein – er ist leicht zu bekommen, kalorienarm und fördert die Gesundheit. Aber was wäre, wenn es weitere köstliche, nährstoffreiche Pflanzen gäbe, die weniger bekannt und trotzdem leicht zu finden sind?

Zwei Zutaten der traditionellen koreanischen Küche – Kaki-Früchte und Perilla-Blätter – liefern interessante Beispiele dafür, was passiert, wenn wir unsere kulinarische Bandbreite erweitern. Perilla-Blätter, die oft für *Ssam* verwendet werden, enthalten genau wie die kleineren, zarteren japanischen Shiso-Blätter dreizehnmal so viel Vitamin A, neunmal so viel Mangan (für gesunde Knochen), sechsmal so viel Kalzium, viermal so viel Vitamin K und fast doppelt so viel Ballaststoffe wie Brokkoli.[14] Bei mir zu Hause gehören Perilla-Blätter zu den Lieblingszutaten, und wir essen sie auf vielfältige Weise: Mal teilen wir uns einen Stapel frischer Blätter für *Ssam*, mal streuen wir sie als feine Kräuterstreifen über unser Essen, mal belegen wir unsere Sandwiches damit. Sie sind köstlich und geben allen Gerichten ein minziges Aroma, ob gehackt, als Umhüllung für *Ssam* oder fein gemahlen in nahrhaften Brühen. Perilla-Blätter findet man in asiatischen Geschäften. Sie können aber auch Blattgemüse aus Ihrem Lebensmittelladen – Rotkohlblätter, Palmkohl, gedämpften oder rohen Weißkohl, Radicchio oder Pak Choi – für die *Ssam*-Technik verwenden. Lassen Sie einfach Ihre Fantasie spielen.

Die Kaki, eine asiatische Cousine des Apfels, enthält 47-mal mehr Vitamin C, 98-mal so viel Vitamin A und mehr Kalium, Kalzium, Folat und Ballaststoffe als ein Apfel.[15] Es gibt sowohl knackige Sorten (sie schmecken wie milde, zimtige Äpfel) als auch weiche (mit Zimt-Mango-Aroma). Dabei spielen sie nicht nur in der koreanischen, sondern auch in der japanischen Küche eine wichtige Rolle als besonderer Trockenfruchtsnack oder als natürliches Süßmittel für fertige Gerichte und sogar scharfen Kimchi.

Jenseits der Standardgerichte können wir nicht nur Wege zur Stärkung unserer Gesundheit entdecken, sondern auch neue Nahrungsmittel, die ebenso aufregend wie köstlich sind. Als ich begann, mich mit den verschiedenen Pflanzen meiner Heimat und ihren natürlichen Eigenschaften zu beschäftigen, wurden sie zu erfreulichen neuen Zutaten: Eine Handvoll gerade entdeckter frischer Kräuter krönte meine Eintöpfe oder saß als *Banchan*-Nest

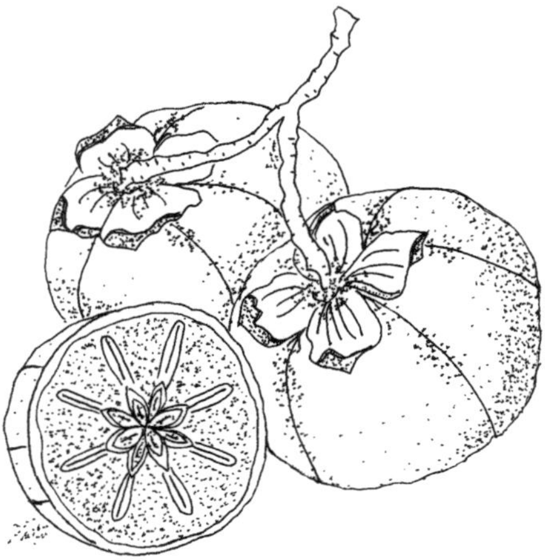

auf meinem immer bunteren Teller. Ich wusste, dass jeder Bissen mich stärker und gesünder machte. Beispielsweise werden in der asiatischen Küche verschiedene Sorten Sellerie verwendet, die roh, als Saft oder kurz gegart ein preiswertes Heilmittel für Blähungen und Entzündungen liefern.

Ssukgat ist ein anderes einprägsames Beispiel. Diese Pflanze gilt als entgiftend und harntreibend, außerdem wird sie zur Stärkung des Herzens, als Schutz vor Erkältungen, zur Reduzierung der Gier nach Zucker, zur Verbesserung von Haut und Haar und zur Vorbeugung gegen Nierensteine, Blähungen und Knochenabbau verwendet. In China nennt man sie »kalte Medizin zum Essen«. *Ssukgat* steht stellvertretend für all die anderen extrem nahrhaften asiatischen Blattgemüse, die oft in der königlichen Küche Koreas auftauchen. Ähnlich wie *Minari*, von dem es in Lee Isaac Chungs gleichnamigem Film von 2020 heißt, es werde von Reich und Arm gleichermaßen gegessen, symbolisiert *Ssugkat* eine Selbstfürsorge, die für uns alle umsetzbar ist, vor allem, wenn wir *golgoru* essen.

Pflanzenvielfalt hilft dem Planeten

Im Jahr 1831 unternahm der 22-jährige Charles Darwin die Reise seines Lebens. Fünf Jahre lang segelte er als Naturforscher auf der *HMS Beagle* um die Welt, um exotische Pflanzen und Tiere zu erforschen. Er hatte keine modernen Hilfsmittel dabei, nur Notizbücher und Bleistifte, um an den Küsten Afrikas, Südamerikas und der Galapagosinseln Tausende unbekannter Arten zu untersuchen, zu dokumentieren und zu sammeln. Darwins Erfahrungen brachten ihn letztendlich dazu, sein berühmtes Buch *Über die Entstehung der Arten* zu verfassen, in dem er seine Evolutions-

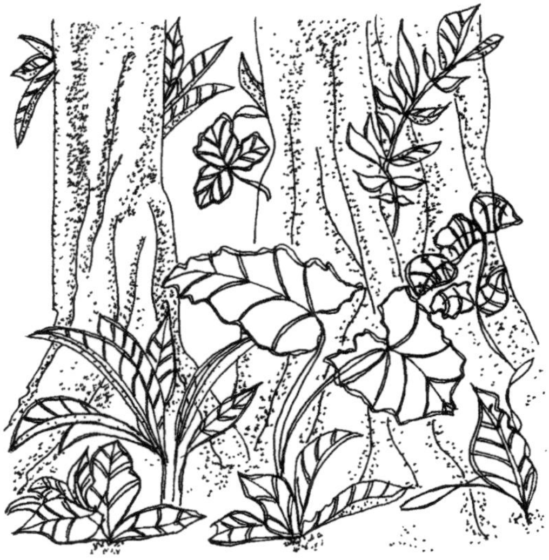

theorie mit einem einfach skizzierten Baumdiagramm illustriert – eine Theorie, die unsere Vorstellung von der Natur radikal verändern sollte.

Heute verfügen wir zwar über Hightechgeräte, empirische wissenschaftliche Methoden und Fotos von den entlegensten Ecken unseres Planeten, aber wir haben es immer noch nicht geschafft, ein präzises Verzeichnis der weltweiten Pflanzenvielfalt zu erstellen. Ebenso wenig konnten wir wissenschaftlich genau nachweisen, auf welche Weise bestimmte Pflanzen zu unserer Gesundheit beitragen. Zum Teil sind diese Wissenslücken darauf zurückzuführen, dass wir immer noch kein klares Bild aller verfügbaren pflanzlichen Ressourcen auf unserem Planeten haben.

Es wäre hilfreich, diese Lücke zu schließen, denn es wird geschätzt, dass satte 80 Prozent der irdischen Biomasse aus Pflanzen bestehen; Bakterien folgen mit 13 Prozent auf dem zweiten Platz, Pilze mit 2 Prozent auf dem dritten. Verglichen damit wirken wir Menschen wie ein Rundungsfehler: Wir machen nur 0,01 Prozent der Gesamtmasse aus. Nach Angaben der Welternährungsorganisation FAO sind derzeit 300 000 Pflanzenarten als essbar bekannt. Aber nur drei dieser Arten – Reis, Mais und Weizen – liefern fast 60 Prozent der westlichen Ernährung. Das bedeutet nicht nur, dass es in unserer pflanzenbasierten Welt noch vieles zu entdecken gibt, sondern auch, dass wir selbst das bereits Bekannte kaum nutzen. Einst versuchten Wissenschaftler wie Charles Darwin oder die Bewohner der alten koreanischen Königreiche, die Lücken in unserem Pflanzenwissen durch Forschung und Beobachtung zu füllen. Wir können das auch versuchen – selbst bei kleinen Alltagsaktivitäten wie dem Einkaufen von Lebensmitteln.

Wie ich zur Zero-Waste-Lebensmittelsammlerin wurde

Sobald ich mich dazu entschlossen hatte, eine vielfältigere Pflanzenkost zu essen, begann ich, meine Mahlzeiten und Einkäufe anders zu planen. Ich stellte mir vor, wie meine Vorfahren einst die besten Zutaten der Saison gesammelt hätten. Und ich dachte darüber nach, wie ich essen könnte, ohne Abfall zu produzieren.

Zunächst sehe ich nach, was ich schon zu Hause habe, um Dopplungen zu vermeiden. Was zuerst verderben würde, wird zuerst gegessen. Um Zeit zu sparen, liste ich meine Einkäufe in der Reihenfolge auf, wie sie auf meinem lokalen Lieblingsmarkt auftauchen. Und sobald ich dort bin, verhalte ich mich wie eine Lebensmittelsammlerin und erkunde die Vielfalt, die ich vorfinde. Ich halte mich gern an das Beispiel Charles Darwins und nutze meine Beobachtungsgabe, um die Dinge zu kaufen, die mir am frischesten vorkommen. Haben sie gerade Saison, oder sind sie importiert, sodass die Nährstoffe beim Transport verloren gehen? Ich achte darauf, ganze Lebensmittel und natürliche Zutaten zu kaufen, und meide Verpacktes und Verarbeitetes, um sie möglichst unverpackt und plastikfrei in meinen Einkaufskorb zu legen.

Wenn ich nach Hause komme, lagere ich meine Zutaten so, dass sie möglichst lange halten. Ich verlängere das Leben von Kräutern, Sprossen (z. B. Spargel) und Wurzelgemüse wie Karotten und Knollensellerie, indem ich sie wie Pflanzen behandle. Ich nehme Gummis und Schnüre ab, schneide die Stängel neu an, lagere sie unter Wasser und wechsle das Wasser alle vier bis fünf Tage, wenn es trüb wird. So halten sich mein Spargel und mein Sellerie bis zu zwei Wochen lang, meine Karotten bis zu einen Monat.

Seit ich wie eine abfallfrei lebende Sammlerin denke, macht das Einkaufen viel mehr Spaß. Ich überlege mir kreative Lösungen für die Reste und weiche einfach von meiner Liste ab, wenn etwas meine Neugier weckt – so nutze ich die Pflanzenvielfalt unseres Planeten.

Pflanzenvielfalt für Eilige

Nur wenige Menschen leben in königlichen Palästen mit Küchenpersonal, das die Kochzutaten sammelt, oder in Klöstern mit viel Zeit, um in aller Ruhe Nahrungsmittel zu fermentieren und Mahlzeiten zuzubereiten. Die Pflanzenvielfalt unserer Mahlzeiten zu erhöhen mag insofern auf den ersten Blick schwierig erscheinen, aber es ist leichter, als viele annehmen. Wenn ich in Manhattan über den GrowNYC-Gemüsemarkt auf dem Union Square schlendere, wird mir klar, dass frische Biozutaten auch in der Stadt zu haben sind. Wir müssen nur wissen, wo wir sie finden.

Erinnern Sie sich noch an das diskrete Tablett, auf dem die Nonnen medizinisch wertvolle Würzmittel servierten, darunter fermentierte Pasten? Was ist mit den königlichen Mahlzeiten, zu denen kleine Beilagen und Suppen aus gesunden Zutatenmischungen gehörten? Diese oft übersehenen Grundlagen einer Mahlzeit liefern eine kraftvolle Vielfalt an Nährstoffen und antioxidativen Phytochemikalien. Sie sind ein einfacher Weg, um die Nährstoffdichte unserer Ernährung deutlich zu erhöhen, und fördern die Verdauung und damit die Nährstoffaufnahme.

Es gibt ein paar einfache und vergnügliche Wege, den Ansatz der Nonnen und Könige für unser Jahrhundert anzupassen:

- Würzmittel-Tablett: Stellen Sie Ihr eigenes gesundes Tablett mit Würzmitteln für den Esstisch zusammen, beispielsweise mit koreanischem *Gochujang*, Sojasoße und schwarzem Essig.
- *Banchan* für jeden Tag: Bereiten Sie zu Beginn der Woche einfache *Banchan*-Beilagen oder Pfannengemüse vor, die Sie im Kühlschrank aufbewahren und für mehr Pflanzenvielfalt zu jeder Mahlzeit servieren können.
- Letzte Hand anlegen: Geben Sie rohe, pflanzenbasierte Zutaten über Ihre fertigen Gerichte, darunter Zitrussäfte, Gewürze (z. B. Pfeffer oder Zimt), Pulver (z. B. aus Algen oder Pilzen) oder frische Kräuter (z. B. Frühlingszwiebeln oder Thymian).
- Konserven und Tiefkühlkost: Nutzen Sie Zutaten wie Brunnenkresse oder Bohnen aus der Dose oder Tiefkühlerbsen als kochfertige Zugaben für Ihre Gerichte.
- Pflanzenvielfalt: Bereiten Sie Gerichte wie Suppen, Brühen und Gemüsepfannen aus vielen verschiedenen Pflanzen zu.
- Resteverwertung: Servieren Sie übrig gebliebenes Gemüse mit frisch gekochten Nudeln.

Wenn Sie viel zu tun haben und es schwierig finden, über die Pflanzenvielfalt Ihrer Ernährung nachzudenken, liefert der Ernährungsleitfaden *Canada's Food Guide* einen praktischen Tipp: Er empfiehlt, jeden Tag mindestens ein dunkelgrünes und ein orangefarbenes (oder rotes oder gelbes) Obst oder Gemüse zu essen. Grün und Orange sind als strahlende Farben am leichtesten zu finden, in Form von Karotten, Brokkoli oder Tomaten, und bieten unglaubliche Vorteile für unsere Ernährung. Orangefarbenes Obst und Gemüse liefern kraftvolle Antioxidantien wie Lykopin und Beta-Carotin, außerdem Vitamin A, Vitamin C, Kalium und Ballaststoffe. Grüntöne zeigen ebenfalls Beta-Carotine, Omega-3-Fettsäuren und weitere wirksame Antioxidantien sowie einen hohen Gehalt an Vitamin A, Kalium, Kalzium, Folat und Ballaststoffen an. Ich gehe noch einen Schritt weiter und achte darauf, bei jeder Mahlzeit ein anderes dunkelgrünes Gemüse zu essen. Vor allem die asiatischen Blattgemüse wie *Ssukgat*, Perilla-Blätter, Erbsensprossen und Pak Choi sind Nährstoffpakete mit viel Ballaststoffen, Eisen, Magnesium, Kalium, Kalzium und Folat.

Wenn wir allerdings zu viel von einer bestimmten Pflanze essen, können sich Gifte in unserem Körper ansammeln (weil jede Pflanzenart von Natur aus ein gewisses Maß an Gift enthält, um Fressfeinde abzuwehren). Bei unserer Pflanzenkost sind daher Abwechslung und Vielfalt entscheidend.

Jeongol (koreanischer Hot Pot)

Bei uns gibt es regelmäßig Hot-Pot-Gerichte, schon deshalb, weil sie ideal sind, um Zeit mit der Familie zu verbringen. Sie bieten aber auch eine köstliche Möglichkeit, vielfältige pflanzliche Zutaten zu verwenden. Der Hot Pot, auch Feuertopf oder chinesisches Fondue genannt, hat in der asiatischen Kultur eine lange Tradition, die bis zur Hofküche der Königshäuser zurückreicht und seit Jahrhunderten dazu dient, vorhandene Zutaten auf besonders leckere Weise zu nutzen. Die einfachsten Versionen waren Eintöpfe wie der koreanische *Jjigae*. Er ist die perfekte Verkörperung von Gemeinschaftsgefühl, vom Zusammensein mit Freunden und Familie, rings um einen dampfenden Topf voller würziger Brühe und mit Bergen von Gemüse, das alle miteinander kochen. Ich habe das Rezept so angepasst, dass es eine variable, vielfältige, pflanzenbasierte Mahlzeit ergibt, und verschiedene asiatische Varianten für Brühe und Zutaten eingefügt.

Sie können Ihren Hot Pot selbst gestalten, indem Sie sich Ihre Lieblingsoptionen aus den folgenden Kategorien aussuchen: Brühe, Nudeln oder Reis, Gemüse, Protein und Soßen oder andere Garnierungen. Tauschen Sie Zutaten gern aus, und nehmen Sie, was immer Sie im Kühlschrank finden.

ZUTATEN

Für 4 Personen

1 Liter Brühe (die Sardellenbrühe von S. 152, Hühnerbrühe etc.) oder Wasser

ca. 200 g verschiedene Nudeln (z. B. Reis-, Kartoffel- oder Algennudeln) oder 600–800 g gekochter Reis

ca. 100 g Blattgemüse (z. B. Weißkohl, *Ssukgat*, Lauch, Pak Choi, Kopfsalat)

1–2 Pakete Trockenpilze (z. B. Enoki, Austernseitlinge, Mu-Err)

ca. 100 g Wurzelgemüse (z. B. koreanischer Rettich, Karotten, Lotuswurzeln, Bambussprossen)

450–900 g Protein (z. B. Tofuscheiben, dünne Rindfleischscheiben, dünne Scheiben roher Red Snapper, geputzte Shrimps, Fischbällchen)

Dips, Soßen und Garnierungen nach Wahl, beispielsweise:
glutenfreie (oder traditionelle) Tahini-Paste
glutenfreie Coco-Aminos-Soße (oder Sojasoße) mit Essig, zerdrückten Chilis und gemahlenem Koriander
glutenfreie Coco-Aminos-Soße (oder Sojasoße) mit einem Schuss Zitronensaft, Mirin-Reiswein und Bonito-Flocken
1 rohes Eigelb
Chiliöl
fein gehackter frischer Knoblauch
gehackter frischer Koriander
in dünne Ringe geschnittene Frühlingszwiebeln
Kimchi

ZUBEREITUNG

1. Die Brühe in einen großen Topf gießen. Nudeln, Blattgemüse, Pilze, Wurzelgemüse und Proteinzutaten hineingeben, bei hoher Temperatur zum Kochen bringen und dann herunterschalten. Etwa 5 Minuten lang mit Deckel köcheln, bis das Protein Ihrer Wahl durchgegart ist. Im Topf servieren, mit persönlichen Schälchen für Soßen und andere Garnierungen.

2. Stattdessen können Sie Ihre Lieblingszutaten auch am Tisch blanchieren, in einem elektrischen Hot Pot oder einem Fonduetopf. Stellen Sie den Topf mit der Hitzequelle in die Mitte des Esstischs, und verteilen Sie die Zutaten in kleinen Schalen ringsherum. Die Essenden sitzen rings um den Hot Pot und holen sich mit Essstäbchen und Schöpflöffel Zutaten und Brühe in ihre persönlichen Schälchen.

3. Erlauben Sie allen Anwesenden, ihre Wunschzutaten selbst zu blanchieren: Sie dürfen sich mit den gemeinsamen Essstäbchen Zutaten herauspicken, sie ein paar Sekunden in der heißen Brühe schwenken und sie dann in ihr persönliches Schälchen legen. Nehmen Sie erst feste Gemüsesorten und Tofu, dann die zarteren Zutaten. Hartes Wurzelgemüse braucht länger, um gar zu werden, dünne Fleischscheiben nur wenige Sekunden.

Essen für die nächste Generation

Je mehr ich über Pflanzenvielfalt lernte, desto neugieriger wurde ich. Wann immer ich auf eine neue Zutat stieß, stürzte ich mich auf ihr Nährstoffprofil, entweder auf *PubMed* (pubmed.ncbi.nlm.nih.gov), einem Portal der US-Gesundheitsinstitute NIH mit kostenlosen wissenschaftlichen Artikeln, oder in Nährstoff-Datenbanken wie *FoodData Central* (fdc.nal.usda.gov/fdc-app.html#/), veröffentlicht vom US-Landwirtschaftsministerium. Diese Recherchen halfen mir dabei, den Nutzen von Zutaten zu verstehen, die mir neu waren, und erweiterten mein Repertoire jenseits der üblichen Verdächtigen wie Brokkoli, Grünkohl, Spinat und Blumenkohl.

Das war ein Abenteuer, insbesondere in Asien, wo viele Zutaten wabbelig oder beschädigt waren – ganz anders als das makellose Obst und Gemüse, mit dem ich in den USA aufgewachsen war. Um mich gedanklich auf diese ganz neue Welt essbarer Pflanzen einlassen zu können, musste ich meine bisherigen Vorstellungen davon, was »exotisch« oder »seltsam« ist, über Bord werfen. Ich begann, Wertschätzung und Respekt für die Dinge zu entwickeln, die verschiedene Kulturen der Welt als Essen genießen.

Außerdem versuchte ich auf verschiedenen Wegen, meine Kinder dazu zu bringen, mehr Gemüse zu essen. Anfangs versteckte ich ihr Gemüse in Soßen und Suppen, merkte allerdings, dass sie dadurch nichts Neues über Essen lernten. Also achtete ich darauf, dass alles besser schmeckte, sorgte für Abwechslung und experimentierte so lange, bis ich pflanzenbasierte Gerichte gefunden hatte, die sie mochten. Ich stellte einfache Teller mit Saisongemüse zusammen und führte immer neue Sorten ein, aus denen sie zum Frühstück auswählen durften. Ich bestreute Ofengemüse mit Salz, um das bittere Aroma der Blätter abzumildern, und briet Gemüse in der Pfanne mit Speckwürfeln und einem Spritzer Zitrone an, um ihm mehr Pfiff zu geben. Am schwierigsten war es, pflanzenbasierte Gerichte zu finden, die sie zum Frühstück mochten; ich bin davon überzeugt, dass wir gleich morgens wichtige Nährstoffe zu uns nehmen sollten, die uns mit Energie versorgen und den Stoffwechsel ankurbeln.

Meine Lösung ist eine schnelle, nährstoffreiche Frühstücksplatte aus saisonalen Produkten, mit rohem und kurz gekochtem Gemüse, Obst mit niedrigem glykämischen Index und ein paar getrockneten Algen. Das alles wird zusammen angerichtet und mitten auf unseren Esstisch gestellt. Wir frühstücken alle zu unterschiedlichen Zeiten, und so können wir uns einfach nehmen, worauf wir Lust haben. Ich achte darauf, die Zutaten zu variieren, damit wir im Lauf der Zeit eine breite Auswahl an gesunden Bakterien und aktiven Verdauungsenzymen zu uns nehmen. Entscheidend ist die Vielfalt an frischer Pflanzenkost, vor allem Blattgemüse, mit der wir unseren Tag beginnen. Die Frühstücksplatte kann morgens so einfach oder so vielfältig sein, wie Sie mögen. Ich mag sanfte Garmethoden, weil sie die Zeit auf dem Herd minimieren und die Enzyme lebendig halten. Normalerweise geht es sehr schnell, die Platte anzurichten, vor allem, wenn noch Reste vom Vorabend da sind.

Kaum hatte ich das Frühstück neu durchdacht, tat ich das Gleiche für all unsere Mahlzeiten. Ich warf alle Vorstellungen davon, wie sie auszusehen hatten, über Bord. Stattdessen überlegte ich, wie ich Nährstoffe einbauen konnte, die unsere Familie beim vorausgegangenen Essen nicht zu sich genommen hatte, um im Lauf des Tages möglichst viele Pflanzenarten und Nährstoffe aufeinanderfolgen zu lassen. Wenn ich beispielsweise morgens *Ssukgat* blanchiert hatte, wählte ich danach anderes Gemüse, beispielsweise Chicorée für meinen mittäglichen Salat oder kurz gedünstete Karotten zum Abendessen. Um an einem Tag möglichst viele verschiedene pflanzliche Nährstoffe zu mir zu nehmen, ignorierte ich die Regeln darüber, wann welche Gerichte zu essen sind – beispielsweise aß ich *Shakshuka*, einen Eier-Tomaten-Auflauf aus dem Nahen Osten, nicht wie üblich zum Frühstück, sondern zum Mittag- oder Abendessen. Und ich versuchte, zu denken wie eine Sammlerin, indem ich, um unsere Mikrobiome zu fördern, essbare Pflanzen aus unterschiedlichen Ökosystemen und Höhenlagen in unsere Mahlzeiten einbaute – Pilze aus dem Wald, Algen aus dem Meer und Kurkuma oder Kohl aus dem Tiefland.

Nachdem wir angefangen hatten, uns auf echtes Essen aus möglichst vielen verschiedenen Pflanzen zu konzentrieren, veränderten sich alle Familienmitglieder auf ihre eigene Weise. Während ich jeden Tag kräftiger wurde und mit neuem Schwung ausschritt, entdeckte ich auf den Wangen meiner Kinder einen neuen rosigen Schimmer. Gleichzeitig wurden sie sichtlich größer; sie schossen in die Höhe wie junge Pflanzen. Mein Sohn, ein begeisterter Fleischesser, hatte zuvor erklärt, er werde nie wieder Gemüse essen. Aber mittlerweile betrieb er Leistungssport, und so beschloss er, Pflanzenkost zum Schlüsselelement seiner Fitnessdiät zu machen. Meinen Mathe-Wunderknaben, der mit achtzehn Monaten angefangen hatte zu lesen, musste ich mit Logik überzeugen; er brauchte Argumente und Forschungsergebnisse. Ich war besonders stolz, als er eines Tages zu mir sagte: »Mama, wenn du kein Gemüse isst, wirst du krank!« Selbst der zierliche Körper meiner Tochter, die Gemüse schon vorher gemocht hatte, schnellte in die Höhe, als wir mehr nährstoffreiche Pflanzen in unseren Ernährungsmix aufnahmen. Und zu meiner Freude begann sie auf eigene Faust, mehr über die koreanische Kultur und Sprache zu lernen. Ich bemerkte, dass sie nachts fieberhaft Zeichen aus dem koreanischen *Hangul*-Alphabet in ihr Notizbuch kritzelte. Meine Kinder waren in Hongkong aufgewachsen und hatten dort Mandarin gelernt. Aber meine Tochter strengte sich an, um die Sprache ihrer zweiten Identität lesen und schreiben zu lernen. Wo sie auch ist – jedes Mal ist sie begeistert davon, Koreanisch lesen und verstehen zu können.

SONNE

Ssukgat liebt die Sonne. Diese Pflanze gedeiht und erblüht das ganze Jahr über, solange die Sonnenstrahlen Wärme spenden. Wenn sie an langen Sommertagen viele Stunden praller Sonne ertragen muss, kann Ssukgat welken. Die Sonne ist so stark, dass wir ihre Kraft respektieren und in Maßen nutzen sollten.

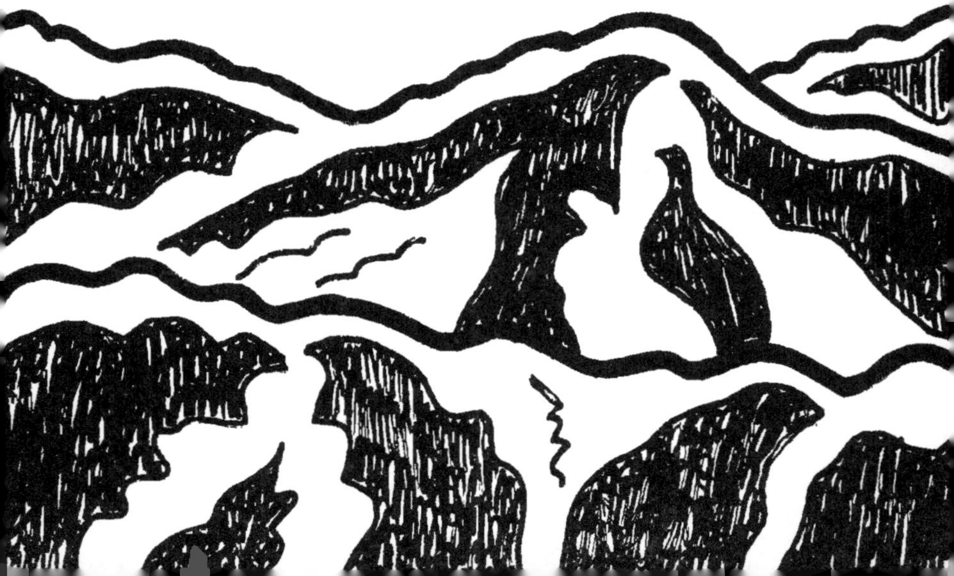

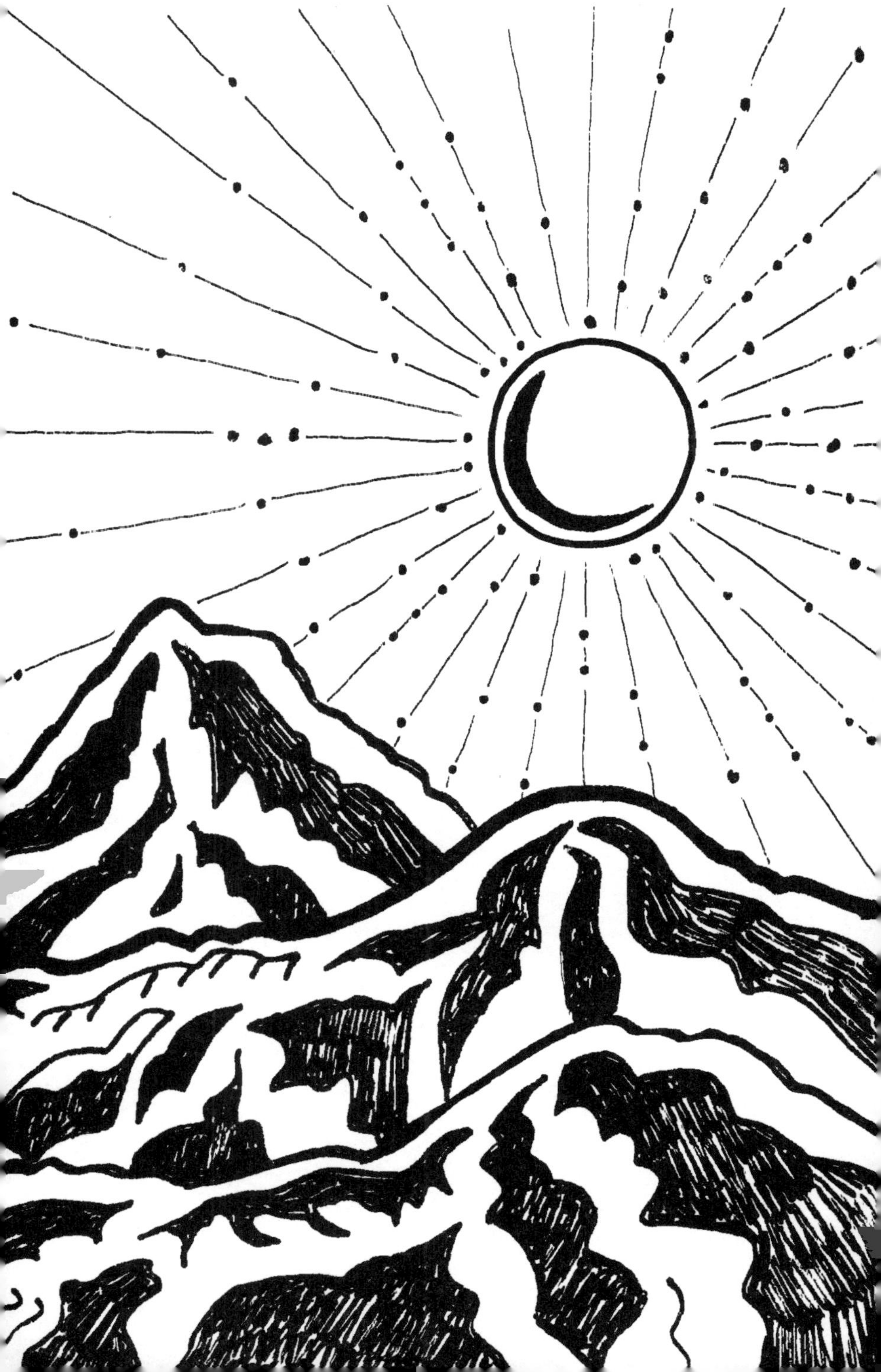

Sonne, frische Luft und Dreck

»Die sechs besten Ärzte der Welt sind zweifellos Sonne, Wasser, Ruhe, Luft, Bewegung und Ernährung. Alle sechs werden sich deiner gern annehmen, wenn du nur willst. Sie werden deinen Geist beruhigen, deinen Willen heilen und dir keinen Shilling berechnen.«[16]
Wayne Fields, *What the River Knows*

Ich erinnere mich noch genau an einen Tag vor vielen Jahren. Damals arbeitete ich in einem riesigen New Yorker Wolkenkratzer, in einem Großraumbüro voller kleiner Kabinen und Neonlicht. Vor dem Gebäude gab es ein kleines Stück Rasen mit ein paar ordentlich aufgereihten Bänken. Das Wetter an jenem Tag war mild und wunderschön. In dem einzelnen Baum auf dem Rasen hörte ich Vögel zwitschern. Mit den anderen aus meinem Team stand ich in der Schlange, um an dem regelmäßig vor unserem Gebäude geparkten Imbisswagen ein Mittagessen aus Kaffee und Bagels zu erwerben.

Während ich wartete, sah ich, wie einer der leitenden Angestellten den Thunfisch-Gemüse-Wrap fertig aß, den er von zu Hause mitgebracht hatte, sich flach ins Gras legte – mit Anzug und allem – und fest einschlief. Wir lachten alle und stießen einander an. Wahrscheinlich hatte er die ganze Nacht durchgearbeitet, was bei uns allen keine Seltenheit war. Aber er war klug genug gewesen, ein gesundes Mittagessen mitzubringen und es unter dem wolkenlosen Himmel zu verzehren – wahrscheinlich die einzige Chance auf frische Luft, bevor er wieder hineingehen und bis zum Abend arbeiten würde. Ich machte mich, ohne auch nur darüber nachzudenken, wieder auf den Weg nach drinnen, um mein gekauftes Mittagessen am Schreibtisch einzunehmen. Wenn ich heute daran zurückdenke, erkenne ich allerdings, dass er auf dem richtigen Weg war.

Das Sonnenvitamin

Es gibt faszinierende neue Erkenntnisse darüber, wie Vitamin D und der Kontakt zu Bakterien durch Erde und Luft unser Mikrobiom beeinflussen. Diese Entdeckungen widerlegen die alten Empfehlungen, die Sonne zu meiden und unser Umfeld komplett zu sterilisieren.

Wir wissen, dass Vitamin D essenziell ist – es sorgt für den Aufbau und Erhalt gesunder Knochen und schützt vor Krankheiten. Wissenschaftliche Untersuchungen zeigen, dass ein hohes Vitamin-D-Niveau außerdem das Risiko für Multiple Sklerose, entzündliche Darmerkrankungen und Osteoporose senkt. Vielversprechende neue Forschungen deuten zudem auf eine Verbindung zwischen Vitamin D und der Vorbeugung gegen Typ-1-Diabetes und COVID-19 hin. Allerdings bekommt die Mehrheit der modernen Weltbevölkerung nicht genug Vitamin D.

Eine Vergleichsstudie an Krankenhäusern in Vancouver befasste sich mit dem Zusammenhang zwischen dem Mikrobiom im Darm, Vitamin D und Sonnenlicht.[17] Sie zeigte, dass sich die Vitamin-D-Produktion der Testpersonen um 10 Prozent erhöhte, wenn sie eine Woche lang UVB-Strahlen ausgesetzt wurden. Durch das höhere Vitamin-D-Niveau verbesserten sich außerdem die Vielfalt ihrer Mikrobiome und damit ihr Immunsystem. Das Fazit der Studie lautete, dass Vitamin D und Sonnenlicht für ein gesundes Mikrobiom und Immunsystem entscheidend sind.

Wenn wir nicht genug Vitamin D bekommen, kann das zu Müdigkeit, Knochen-, Gelenk- und Muskelschmerzen, häufigerem Kranksein, Ängsten, Gewichtszunahme und Haarausfall führen. Man kann Vitamin D durch die Ernährung zuführen, aber für normale Menschen dürfte es schwierig sein, jeden Tag die notwendige Menge an Vitamin-D-reichen Lebensmitteln zu essen. Der einfachste Weg, genügend Vitamin D zu bekommen, ist regelmäßiger

Kontakt mit Sonnenlicht. Die meisten Menschen müssen sich nur zehn bis fünfzehn Minuten mit unbedeckten Armen und Beinen im Freien aufhalten – das hängt natürlich vom Wohnort ab. Wenn Sie in einer Klimazone leben, in der die Sonne nicht das ganze Jahr über scheint (oder wenn Ihre Vitamin-D-Produktion krankheitsbedingt eingeschränkt ist), sollten Sie Ihr Vitamin-D-Niveau ärztlich testen lassen, um zu sehen, ob Sie – zusätzlich zur Ernährung und regelmäßigem Kontakt mit Sonnenlicht – Vitamin-D-Präparate einnehmen sollten. Und natürlich sollten Sie, wenn Sie sich in der Sonne aufhalten, Ihre Haut vor allzu starker Strahlung schützen, die zu Sonnenbrand und Hautkrebs führen kann.

Sonnenlicht beschert uns nicht nur Vitamin D. Wenn es gleich morgens auf unsere Netzhaut gelangt und wir uns im Lauf des Tages so viel natürlichem Licht wie möglich aussetzen, erfüllt es auch eine weitere entscheidende Funktion: Es lässt den Körper Melatonin produzieren, einen chemischen Stoff im Gehirn, der unsere innere Uhr reguliert und uns besser schlafen lässt. Studien zeigen außerdem, dass bei Kontakt mit Sonnenlicht der Serotoninspiegel steigt, der unsere Stimmung steuert und uns weniger anfällig für Ängste und Depressionen macht.

Wenn Sie viel Zeit in Büroräumen oder am Computer verbringen, sollten Sie unbedingt Wege suchen, um mehr natürliches Sonnenlicht zu bekommen. Vielleicht in der Mittagspause? Das ist eine leicht umsetzbare Veränderung, die wichtige Folgen für Ihre Gesundheit haben kann. Wenn ich morgens aufwache, achte ich darauf, dass Sonnenlicht auf meine Netzhaut trifft; ich öffne zuallererst das Fenster, um meine innere Uhr für den Tag zu stellen. Tagsüber versuche ich dann, mich in vernünftigen Maßen der Sonne auszusetzen – ich gehe spazieren, treibe Sport oder setze mich in den Park. Vorher hatte ich nicht gewusst, wie gut sich warmes Sonnenlicht auf der Haut anfühlen kann.

Schmutz ist gut

Mehr Zeit draußen zu verbringen und in Harmonie mit der Natur zu leben wie unsere Vorfahren ist gut für unsere Gesundheit, das belegen immer mehr wissenschaftliche Studien. Diese neuen Erkenntnisse stützen die Haltung meines Kollegen, der in der Sonne ein Nickerchen hielt: Sie zeigen, dass nicht nur Sonnenlicht gesund ist, sondern auch der Kontakt zu den Bakterien in Erde und Luft.

Wie die buddhistischen Nonnen und historischen Könige wussten, helfen uns nützliche Bakterien dabei, ein gesundes Mikrobiom aufzubauen und unser Immunsystem zu stärken. Aber selbst wenn das Mikrobiom durch Gesundheitsprobleme oder schlechte Ernährung geschädigt ist, glaubt Robynne Chutkan, integrative Gastroenterologin und Autorin des Buches *Das Mikrobiom – Heilung für den Darm*[18], dass eine »Renaturierung« des Mikrobioms möglich ist – durch das Prinzip »live dirty, eat clean«. Sie befürwortet eine »saubere« Ernährung, zu der Probiotika gehören, und ein etwas »schmutzigeres« Leben mit Kontakt zu fruchtbarer, chemikalienfreier Erde, einem weiteren Kernelement der Natur. In Waldgebieten enthalten Erde und Luft unzählige Bakterien, die ein gesundes Immunsystem fördern. Wenn wir mit dem Schmutz und den Keimen dieser natürlichen Ökosysteme in Kontakt kommen wie die buddhistischen Nonnen und viele Hundertjährige, trainieren wir unser Immunsystem darauf, angemessen und auf gesunde Weise zu reagieren. Davon profitieren auch Herz-Kreislauf-System und Stoffwechsel, weil gesunde Bakterien gefördert werden, die Gifte, Parasiten und Krankheitserreger bekämpfen.

In Korea ist das Waldbaden eine beliebte Aktivität für alle Altersklassen; es wird auch für Therapiezwecke genutzt. Dabei geht es schlicht darum, in den Wald zu gehen, die Natur und die Waldatmosphäre in sich aufzunehmen und dabei tief zu atmen – all das trägt zur inneren Renaturierung, zur Stärkung des Immunsystems und zur Aufhellung unserer Stimmung bei. Baden Sie also im Wald wie die Menschen in Korea, verbringen Sie Zeit in Waldgebieten oder in der Nähe von Bäumen, und setzen Sie sich den gesunden Mikrobiomen von Erde und Pflanzen aus. Durch die Nähe zur Natur reduzieren Sie dabei gleichzeitig Ihr Stressniveau. Oder Sie essen mehr frisches, in fruchtbarer, chemikalienfreier Erde angebautes Obst und Gemüse, um in Kontakt mit den nützlichen Bakterien der Natur zu kommen.

Nach Schätzungen verbringen die Menschen von heute – beispielsweise 93 Prozent aller US-Amerikaner – die meiste Zeit in Innenräumen, weil der moderne Lebensstil um Autofahren, Bildschirmkonsum und Arbeit kreist. Insofern sind wir nur einer sehr geringen Mikroben-Vielfalt ausgesetzt. Auch unsere Verbindung zur Natur geht zusehends verloren. Es ist wichtig, dass wir erkennen, wie wichtig der Kontakt zu frischer Luft, Sonnenlicht und Erde ist; er hilft nicht nur unserem Mikrobiom, sondern auch unserer Seele. Wir können uns praktisch überall kostenlos im Freien aufhalten, selbst in der Stadt. Ins Freie zu gehen ist eine verblüffenderweise oft übersehene Möglichkeit, Krankheiten vorzubeugen und gesund zu leben.

Zurück zur Natur in Korea

In Korea gehen Natur und Stadtleben auf nahtlose und wunderschöne Weise ineinander über, genau wie in anderen Städten, beispielsweise Hongkong oder New York. Kaum hatte ich den Lärm hupender Autos im Stau oder die eiligen Menschenmassen auf den vollen Bürgersteigen hinter mir gelassen, fand ich Ruhe und Frieden, wann immer ich der Natur näherkam, sei es auf einem malerischen Pfad unter Bäumen an einem Wasserlauf, sei es bei den duftenden, frischen Produkten der Gemüsemärkte. Projekte wie die Neubelebung des Cheonggyecheon in Seoul, die den einst mit Beton abgedeckten Flusslauf wieder zugänglich machte, oder der »Skygarden«, ein erhöht angelegter begrünter Spazierweg, haben den städtischen Raum verändert und Parks und Natur näher zu den Menschen gebracht. Und es gab noch andere weitreichende Veränderungen, um die Stadt zu renaturieren: auf Kosten von Fahrspuren verbreiterte Bürgersteige, ein runder Park auf der ehemaligen Fläche eines riesigen Kreisverkehrs, öffentliche Leihfahrräder, Lehmpfade zum Barfußlaufen, neu gestaltete Busspuren sowie eine Verbesserung und Erweiterung des ohnehin im internationalen Vergleich hervorragenden Zugsystems. Man muss zwar nicht in Seoul leben, um Verbindung zur Natur aufzunehmen, aber dort geht es zu Fuß, per Fahrrad oder mit öffentlichen Verkehrsmitteln besonders gut.

Auf den folgenden Seiten möchte ich einige meiner Lieblingsplätze in Korea vorstellen. An all diesen Orten kann man der Natur näherkommen.

Cheonggyecheon-Uferpromenade

Als ich am Ufer des Cheonggyecheon entlangspazierte, fühlte ich mich um Jahrhunderte zurückversetzt, ins Königreich der Joseon-Dynastie, als der Fluss noch Gaecheon hieß. Im Jahr 2003 ließ der damalige Bürgermeister von Seoul, Lee Myung-bak, die Autobahn verlegen, die über dem Fluss gebaut worden war, und verwandelte ihn in einen spektakulären, ökologisch ausgerichteten öffentlichen Park, der die Natur in die Stadt zurückholte – ähnlich wie die High Line in New York. Elf Kilometer weit lief ich von Osten nach Westen am Ufer entlang, quer durch das Stadtzentrum von Seoul, und lauschte dabei dem Rascheln hoher Gräser und dem Rauschen von Wasserfällen. Ich bewunderte die eleganten Reiher, die auf den Bäumen hockten, und saß auf Trittstufen im Wasser. Am Abend sah ich großartige Lichtinstallationen über Geschichte, Kunst und Kultur. Dieser rund um die Uhr geöffnete Ort ist ideal, um Zeit mit Freunden und Familie zu verbringen oder allein die Natur und ihren jahreszeitlichen Wandel zu beobachten.

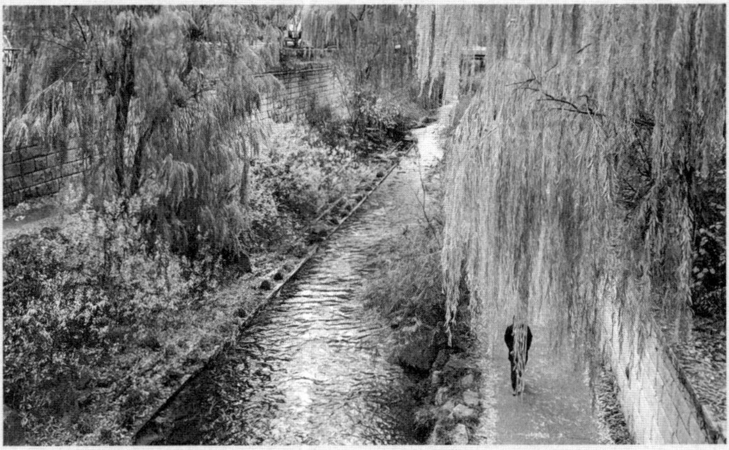

Gehen Sie in der Natur oder am Wasser spazieren, um Ihr Wohlbefinden wiederherzustellen.

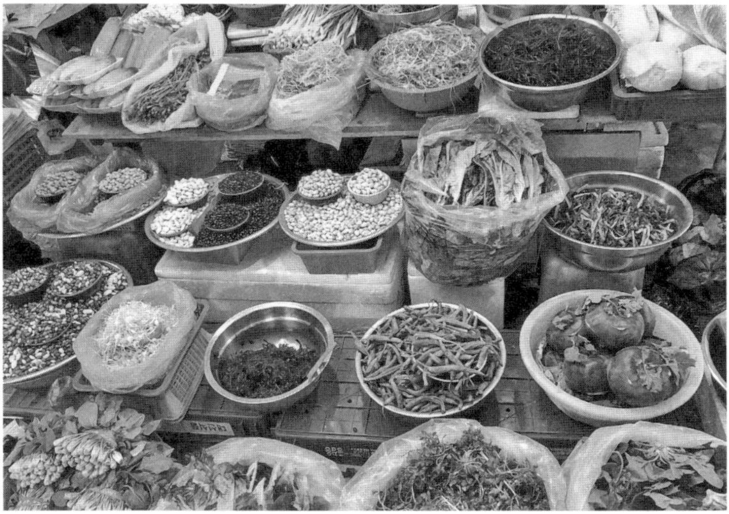

Entdecken Sie die Schätze der Natur auf einem traditionellen Streetfood-Markt.

Gwangjang-Markt

Um Koreas natürlichen Reichtum an einem einzigen Ort versammelt zu sehen, ging ich auf einen traditionellen Markt – den Gwangjang-Markt am Ende des Cheonggyecheon-Flusses. Diese nur 6000 Quadratmeter große Markthalle wird jeden Tag von 65 000 Menschen besucht. Sie bietet eine fantastische Auswahl: Hunderte von Kimchi-Sorten, Algen, Farnen, Bohnen und Gewürzen, so weit das Auge reicht. Ich setzte mich hin und kostete die traditionelle koreanische Küche, darunter *Jeon* (salzige Pfannkuchen), *Kimbap*-Rollen aus Algen und Reis und frisch auf dem Markt zubereitete Nudeln; dabei stellte ich mir vor, wo im Land all die Köstlichkeiten gewachsen waren, bevor sie für den Verkauf gepflückt wurden.

Umhäkelte Bäume

Im Herbst und Winter sind Hunderte von Bäumen in ganz Seoul mit kreativen gehäkelten Pullovern und Decken umkleidet. Sie zeigen Herzen, Blumen und winterliche Muster und halten die Bäume länger am Leben, weil sie Schädlinge daran hindern, in den Stämmen zu überwintern. Mir kamen diese Baumpullover wie ein rücksichtsvoller Akt zum Umweltschutz vor, der gleichzeitig die Stadtbewohner dazu einlädt, vorbeizukommen und die Natur zu entdecken. Besonders schön sind sie in der Jeongdong-gil zu sehen, einer malerischen Straße, in der man auch beobachten kann, wie das Laub im Herbst die Farbe wechselt. Sie liegt in der Nähe des Deoksugung-Steinmauerwegs.

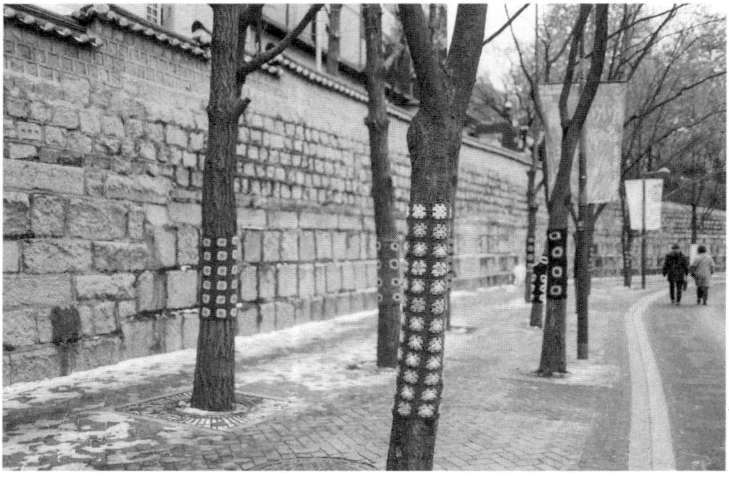

Seien Sie fürsorglich zu Ihrer Umwelt.

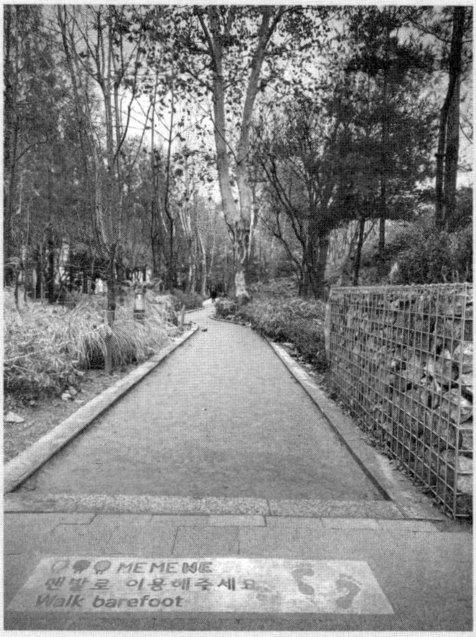

Lassen Sie Ihre Haut die Erde berühren.

Barfußwege

Von den koreanischen Barfußwegen aus rotem Lehm hatte ich schon gehört, und so besuchte ich einen im Neulbeot-Park mitten in Seoul. Viele Koreanerinnen und Koreaner finden es wichtig, durch Barfußgehen Kontakt mit der Natur aufzunehmen, sich zu »erden«, was nachweislich zur Linderung von chronischen Schmerzen und Muskelschäden beiträgt, weil bestimmte Bereiche des Fußes mit anderen Körperteilen verbunden sind. Die Erdoberfläche enthält freie Elektronen, die bei direkter Berührung in den menschlichen Körper aufgenommen werden, wo sie als Antioxidantien dazu beitragen, freie Radikale im Körper zu neutralisieren und Entzündungen zu heilen. Es gibt sogar eine Waschstation, an der man die Füße nach dem Barfußgehen reinigen kann.

Naejangsan-Nationalpark

Ich fuhr in den Naejangsan-Nationalpark, um Waldluft zu trinken, die buddhistischen Nonnen zu besuchen und ihr Tempelessen zu kosten. Waldbaden ist in Korea bei allen Generationen beliebt und hat nachweislich positive Auswirkungen – es verbessert die Herzfunktion, stärkt das Immunsystem, lindert Entzündungen und reduziert den Blutdruck, den Puls und das Niveau schädlicher Stresshormone wie Cortisol.

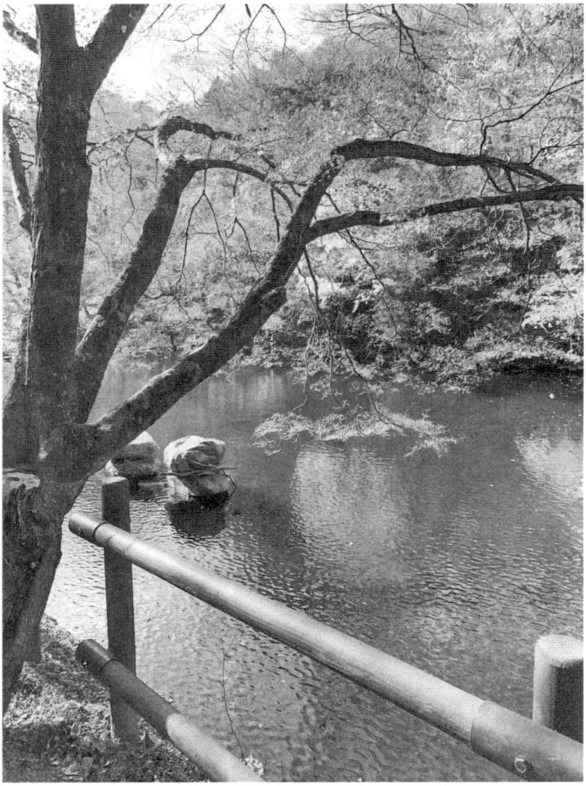

Trinken Sie Waldluft.

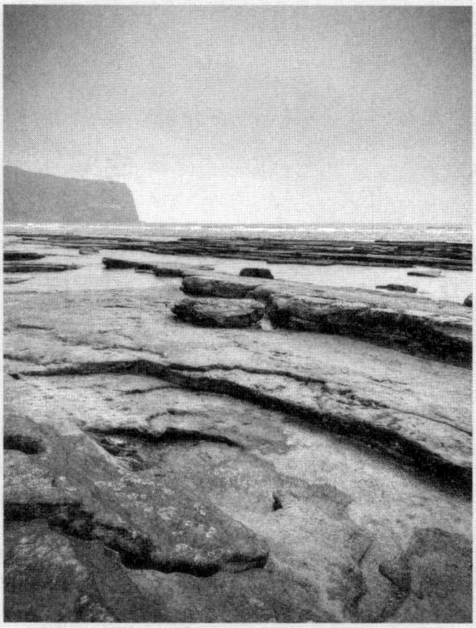

Besuchen Sie unberührte Landschaften aus Lavagestein.

Die Insel Jeju

Jeju wird auch das Hawaii Koreas genannt; die Insel ist für die Schönheit ihrer Natur berühmt. Ich hatte das Gefühl, in ein vergangenes Jahrhundert zurückversetzt zu werden, als ich die unberührte Landschaft aus Lavagestein sah und die *Haenyeo* besuchte, einheimische Taucherinnen, die traditionell ohne Geräte arbeiten. Die Wasserfälle, vulkanischen Felsformationen und herrlichen Strände der Insel sind sehenswert, und es lohnt sich, die süßen lokalen *Hallabong*-Mandarinen zu kosten. Außerdem kann man die Heilkraft des elf Kilometer langen Seogwipo-Waldweges nutzen – zum Waldbaden, zum Einatmen der sauberen Luft und zum Nachdenken in der Stille von Zedern und Zypressen. Und es gibt überall auf der Insel eine Vielzahl frischer Meeresfrüchte und Algen zu kosten, die von den *Haenyeo* in ihren selbst betriebenen *Hoetjips* (Restaurants für rohen Fisch) angeboten werden.

Alltagsgewohnheiten für ein langes Leben

»Wie alt wären Sie, wenn Sie nicht wüssten, wie alt Sie sind? Alter ist eine reine Willenssache. Mit etwas gutem Willen tut es nichts zur Sache.«
Muhammad Ali zugeschrieben

In Bordentown im US-Staat New Jersey betreibt ein koreanischer Landwirt namens Steve Kwang mit seiner Familie einen Bauernhof, den er nach seiner Tochter Lani benannt hat. Ich entdeckte Lani's Farm auf meinem lokalen GrowNYC-Gemüsemarkt, wo mir Mr. Kwangs ungewöhnlich schöne Ingwerknollen auffielen. Sie waren ganz anders als die schrumpeligen Versionen, die im Supermarkt vor sich hin siechen: zum Platzen voll mit Saft, umhüllt von einer Haut in strahlenden Rosa-Gelb-Tönen und mit dicken, knallgrünen Stängeln. Es amüsierte mich, dass ich mich für einfache Ingwerknollen so sehr begeistern konnte. Bald verwendete ich sie häufig, in ungeschälten Stücken, für meinen Tee und als Basis für Suppen und andere Mahlzeiten zu Hause. Ich recherchierte die Eigenschaften von Ingwerknollen und entdeckte, dass dieser frische junge Ingwer ungefähr doppelt so viele Polyphenole enthält und zwei- bis dreimal stärker antioxidativ wirkt wie der reife Ingwer, der in den meisten Läden verkauft wird. Nachdem ich wochenlang immer wieder auf den Markt gegangen war, um Mr. Kwangs Ingwer zu kaufen, wollte ich mehr über dessen Herkunft wissen. Also tauschte ich mich per E-Mail mit ihm aus und fuhr schließlich eine Stunde lang stadtauswärts, um ihn zu besuchen.

Mr. Kwang war lebhaft und munter; eine Baseballkappe beschattete sein gebräuntes Gesicht und seine freundlichen Augen. Er erzählte mir, er sei mit seinem Vater und seiner Schwester in die Vereinigten Staaten ausgewandert, wo sie den Bauernhof gegründet hätten, als er siebzehn gewesen sei. Jeden Morgen, nachdem er streng seine gut acht Stunden Schlaf eingehalten und gefrühstückt hat (am liebsten *Doenjang Jjigae*), macht er sich zusammen mit seiner 62-jährigen Schwester Eugena im gemeinschaftlichen Unternehmen an die Arbeit. Mr. Kwang wird auch »der Gemüseflüsterer« genannt. Profiköche aus ganz New York kommen bei ihm vorbei, um sein außergewöhnlich schönes Obst und Gemüse zu kaufen. Seine Schwester pendelt nach Korea, wo sie Maschinen, Küchengeräte und Meersalz aus ihrem Heimatland besorgt. Sie betreibt ein kleines Nebengeschäft mit winzigen fleischfressenden Pflanzen, die sie in außergewöhnlichen Töpfen auf dem Markt verkauft. Obwohl sie beide über sechzig sind, bauen Mr. Kwang und seine Schwester ihr Geschäft ohne jegliche Anzeichen von Ruhestand aus. Sie arbeiten täglich zusammen an innovativen Lösungen – von Investitionen in den Boden, wo sie gesunde Mikroben durch Küchenkompost, Dünger und gehäckseltes Abfallholz benachbarter Unternehmen fördern, über verschiedenartige Gewächshäuser, mit denen sie harte Winter überbrücken, bis zu einem eigenen Lager mit fermentierten Nahrungsmitteln und Gesundheitsprodukten wie Bittermelonenpulver für Diabetiker. Aus Respekt vor den umweltfreundlichen Anbaumethoden der Vergangenheit betreiben sie ihre Farm komplett ökologisch und chemikalienfrei. Ihr erfülltes Leben als leidenschaftliche Unternehmer haben sie dem Ziel verschrieben, Produkte von höchster Qualität anzubauen; das zeigt sich an der Schönheit und Kraft der Pflanzen, die sie heranziehen.

Mr. Kwang lud mich ein, bei ihm zu Hause mit seiner Frau und zwei Freunden zu Mittag zu essen. Wir setzten uns zu Tisch und bekamen eine jener Mahlzeiten aus vielen kleinen Gerichten serviert, die ich später als traditionelle koreanische »Langlebigkeits-Mahlzeiten« kennenlernen sollte. Sie bestand aus *Mandu Guk* (Suppe mit Teigtaschen), drei verschiedenen Arten Kimchi und einem Kartoffelgericht aus *Goguma* (koreanischen Süßkartoffeln), Kabocha-Kürbis und Speisekürbis, vermengt mit scharfem *Gochujang.* Zu Feiertagen wie Neujahr wird *Mandu Guk* mit *Tteok* (koreanischem Reiskuchen) gegessen, was Glück und Wohlstand bringen soll. Es war ein besonderer Anlass, weil die Gäste hausgemachten Kimchi mitgebracht hatten, um ihn mit ihren Freunden zu teilen. Ich war gerührt darüber, dass sie mich mitessen ließen wie ein Familienmitglied, obwohl wir uns gerade erst kennengelernt hatten. Wie die buddhistischen Nonnen mich gelehrt hatten, machte ich mir bei jedem Bissen bewusst, wie viel Arbeit im Reifen des Kimchis und im Anbau der Produkte im *Mandu* steckte – dass Liebe in meiner Kultur auf diese Weise von einer Generation zur nächsten weitergegeben wird und nun zu einem Teil von mir wurde.

Nach dem Essen führte mich Mr. Kwang auf dem ganzen Bauernhof herum, und seine Schwester gab mir neuerlich etwas zu essen, eine dicke Feige frisch vom Baum. Und auf einem der Felder wuchs tatsächlich *Ssukgat* – das Gemüse, auf das ich inzwischen ständig Lust hatte. Die hohen Pflanzen glänzten in der Sonne, und der süße Duft ihrer kräftigen Blätter erfüllte die Luft.

Gesundes Altern in Asien

Ich bin Nachfahrin einer koreanischen Familie und habe in eine chinesische eingeheiratet, außerdem lebe ich seit zwei Jahrzehnten in Asien. So habe ich persönlich beobachtet, dass ältere Leute in asiatischen Kulturen vorgefasste Meinungen darüber ablehnen, was in einem bestimmten Alter noch erreichbar sei und was nicht. Viele der älteren Menschen, denen ich regelmäßig begegne, trotzen ihren Jahren und wirken viel jünger, mit glatter, faltenfreier Haut, geschmeidigen Gelenken, dickem Haar, guten Augen, körperlicher Kraft und nur wenigen chronischen Krankheiten. Vor meinem Krankenhausaufenthalt hatte ich nie darüber nachgedacht, warum.

Seit die Vereinten Nationen jährlich die durchschnittliche Lebenserwartung für sämtliche Länder veröffentlichen, kämpfen die asiatischen Nationen um den ersten Platz. Jahrzehntelang lag Japan auf der weltweiten Langlebigkeits-Rangliste ganz vorn; den höchsten Anteil an Hundertjährigen findet man dort in dem verschlafenen Dorf Ogimi in Okinawa. Dann, im Jahr 2015, überholte die dicht bevölkerte Großstadt Hongkong Japan; seitdem nimmt sie den Spitzenplatz ein. Wissenschaftliche Hochrechnungen prognostizieren allerdings, dass Korea 2030 vorn liegen wird, mit einer Lebenserwartung von 90 Jahren für Frauen und über 84 Jahren für Männer.

Die älteren Menschen in Korea, Hongkong und Japan unterscheiden sich zwar in Bezug auf ihre lokalen Essgewohnheiten, teilen aber viel gemeinsames Wissen um die Geheimnisse lebenslanger Gesundheit und einer Gemeinschaftskultur, in der Essen als Medizin gilt und tägliche Bewegung, insbesondere im Freien, selbstverständlich ist. Ob in ländlichen Gebieten oder in Städten wie Seoul oder Hongkong – zum Arbeits- und Privatleben gehören nahe gelegene Berge und Strände zum Schwimmen und Wandern, sogar in der Mittagspause.

Während ich durch die Straßen von Seoul spazierte, wo die größte Gruppe koreanischer Hundertjähriger lebt[19], beobachtete ich viele Ältere, die in Wanderkleidung unterwegs waren oder miteinander durch die langen U-Bahn-Tunnel und Straßen spazierten. Plötzlich fiel mir auf, wie sehr ich meine Großeltern vermisste.

Wenn ich als Kind in den Sommerferien von Brooklyn nach Korea reiste, um meine Großeltern in Busan zu besuchen, nahmen sie mich und meine Geschwister auf lange Wanderungen in die Berge mit und zeigten uns die kleinen Dörfer dort. Wir Kinder wurden oft so müde, dass meine Großeltern uns huckepack nahmen und dabei weiterplauderten; trotz ihres Alters hatten sie starke Arme und einen scharfen Verstand. Busan war für Meeresfrüchte bekannt. Wenn wir dort waren, spielten wir an der Küste und aßen Fisch, der so frisch war, dass er praktisch noch auf dem Teller zappelte. Meine Großeltern entdeckten immer und überall etwas

Erfreuliches oder Lehrreiches. Wenn ich über diese Erinnerungen nachdenke, wird mir klar, wie ich im Alter leben möchte – diese inspirierenden Rollenmodelle waren ihr ganzes Leben lang aktiv und bewahrten eine Lebensweise, dank derer so viele Generationen vor mir gesund blieben.

Eine neue Definition des Alters

Kaum hatte ich erkannt, dass Korea, Japan und China viele Wellness-Weisheiten teilen, begann ich, zwischen diesen drei Ländern hin und her zu reisen. Wenn es Überschneidungen gäbe, würden sie mir die Umrisse jener gesunden Gewohnheiten aufzeigen, die ein energiegeladenes, langes Leben fördern. Diesmal beschloss ich, Ogimi auf den Okinawa-Inseln zu besuchen, ein Dorf mit dem damals weltweit höchsten Anteil an Hundertjährigen. Dort stieß ich am Meer auf einen Stein mit einer eingravierten goldenen Inschrift: »Mit 80 Jahren bist du noch ein Kind. Wenn der Himmel dich mit 90 ruft, sag ihm: ›Geh weg und komm wieder, wenn ich hundert bin.‹« Diese Einstellung, so furchtlos und unbekümmert wie Peter Pan, war ein wiederkehrendes Muster, dem ich auf meiner Reise immer wieder begegnete: Das, was viele Menschen – ich selbst früher auch – als Beginn des Niedergangs sehen, ist in Asien tatsächlich eine Zeit des pulsierenden Lebens.

In Ogimi lernte ich eine über siebzig Jahre alte Dorfbewohnerin kennen – nach den Maßstäben der lokalen »Langlebigkeits-Erklärung« noch ein Baby. Sie war gestählt wie eine Sportlerin, verblüffend faltenfrei und lässig gekleidet wie ein Teenager, mit T-Shirt, Jeans und einem Stirnband um den Kopf. Sie bewegte sich so leichtfüßig wie eine Gazelle auf dem Sprung, und ich bewunderte ihre Gelenkigkeit. Sie lebte und arbeitete im milden Ogimi, mit der sorglosen Stimmung und dem bedächtigen Rhythmus des Insellebens.

Sie und die anderen Dorfbewohner hielten einen festen Tagesablauf ein und waren tagsüber viel im Freien aktiv, was ihren Stoffwechsel und den Tag-Nacht-Rhythmus stärkte.

Sie aßen die puren, traditionellen Gerichte ihrer Kindheit, führten ein gesundes Leben und nutzten Essen als Medizin, genau wie das koreanische *Yak Sik Dong Won*. In Asien traf ich noch viel mehr solcher Menschen – außergewöhnlich gesunde ältere Männer und Frauen, die sich graziös durch ihr Leben bewegten. Letztendlich stellten sie meine Vorstellungen davon, was das Alter in meinem eigenen Leben bedeuten könnte, vollkommen auf den Kopf.

Der größte gemeinsame Nenner zwischen diesen jugendlichen Senioren war die Tatsache, dass sie den größten Teil ihrer Zeit außer Haus im Freien verbrachten – selbst die über Hundertjährigen. Wenn sie nicht schlafen, sind sie den ganzen Tag über aktiv und in Bewegung. In ländlichen Gebieten verkaufen sie das, was sie hergestellt oder angebaut haben, kümmern sich um ihre Nachbarn und leisten einen Großteil des Tages körperliche Arbeit, von Ackerbau über Fischen bis Gärtnern. Diese Aktivitäten wirken wie Gewichtheben und halten sie fit und stark. Und auch wenn sie meist keinen Sport um des Sports willen treiben, bewahren sie sich durch ihren aktiven Lebensstil ihre Beweglichkeit, Mobilität und Gelenkigkeit – ob sie beim Essen auf Bodenmatten knien oder in der Hocke Gartenarbeit verrichten. In den Städten treffen sie sich in öffentlichen Parks, entfliehen dem Stress des modernen Stadtlebens und treiben gemeinsam Gymnastik, wobei viele von ihnen trotz ihres Alters verblüffende Kraft und Gelenkigkeit beweisen. Ich beobachtete, dass sie alle energisch arbeiten und sich im Sozial- und Familienleben engagieren – essenziellen Unterstützungsnetzwerken beim Älterwerden.

Das Bild von vielen älteren Menschen in Asien – die sozial aktiv sind, sich bewegen und Zeit in der Natur verbringen – unterscheidet sich stark von der Vorstellung müßig herumsitzender Senioren.

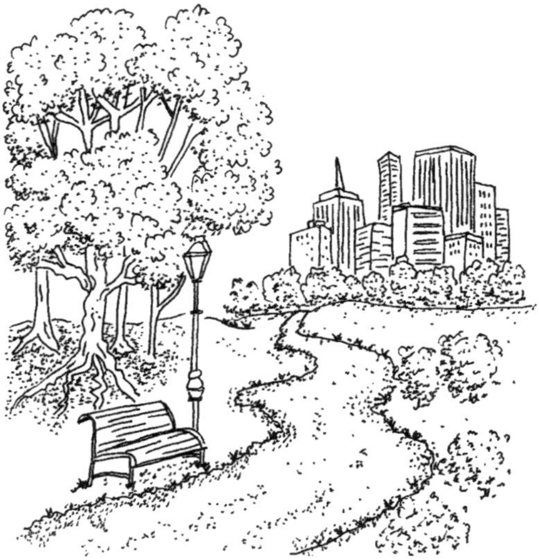

Ich erkannte, dass diese Menschen keinen magischen Jungbrunnen entdeckt hatten. Ihr Geheimnis lag schlicht in einer anderen Denkweise; sie glaubten an die Redensart: »Man ist nur so alt, wie man sich fühlt.« In diesen langlebigen Kulturen finden alle Menschen es wichtig, Körper und Geist so lange wie möglich aktiv zu halten, unabhängig vom Alter. »Mama« Cheng Li, die hundertjährige Großmutter meiner Freundin, von der später noch die Rede sein wird, nennt aktives Engagement für die Familie und Denkspiele als Tipps für ein langes und glückliches Leben.

Auch in unserer Familie gab es einen Beinahe-Hundertjährigen – den Großvater meines Mannes, der für seine Intelligenz und Originalität bekannt war. Jeden Morgen, selbst mitten im Winter, ging er hinaus und schwamm im kalten Meer; dann kam er wieder herein und nahm ein schlichtes Frühstück aus Walnüssen, Algen, auf chinesische Art gedämpftem Fisch, Reis und kurz gegartem Gemüse zu sich. Als ich zum ersten Mal von seiner täglichen Wellness-Routine hörte, kam sie mir exzentrisch vor, aber später erkannte ich, dass er sich seinen eigenen Weg geschaffen hatte, um so lange wie möglich stark und gesund zu bleiben. Sein ganz persönlicher, gesunder Lebensstil war teils Überlieferung, teils eigenes Denken.

Alte Menschen in Asien zu beobachten war wirklich inspirierend. Sie lieferten mir ein Modell dafür, wie ich als ältere Frau zu leben hoffe – das Leben in vollen Zügen genießend und mit Kraft, Zielen und klarem Geist durch meine Sonnenuntergangsmomente tanzend. Natürlich geht es nicht wirklich darum, wie lange wir leben, sondern eher um unsere Lebensqualität. Die asiatischen Senioren beweisen, dass es möglich ist, klar und zielbewusst die Siebzig, Achtzig, Neunzig und sogar Hundert hinter sich zu lassen, statt in der Erwartung oder im Gefühl von Hilflosigkeit und Gebrechlichkeit alt zu werden.

Ich begann, meine Lebensspanne mit neuem Optimismus zu sehen, voller Ideen darüber, was ich noch alles leisten konnte und wollte, nachdem ich jetzt verstanden hatte, dass mir vielleicht noch viel mehr Zeit dafür bleiben würde. Es war, als hätte jemand einen Schleier von meinen Augen genommen, sodass ich die vollen Möglichkeiten meines Lebens zum ersten Mal wahrnahm.

Gemeinschaft festigt das Wohlbefinden

Als ich von den USA nach Hongkong umzog, fand ich es seltsam, dass sich Gruppen von älteren Menschen früh am Morgen versammelten, um extrem langsame Gymnastik zu machen. Später fand ich heraus, dass sie Tai-Chi praktizierten, eine traditionelle chinesische Form der Kampfkunst, die durch dynamische Bewegungen die Kraft der Körpermitte stärkt. Bei einem meiner Spaziergänge sah ich schockiert, wie eine reizende Großmutter einen wilden, sportlichen Schwertkampf mit einer Freundin ausfocht. Und auf Langstreckenflügen mit Korean Airlines entdeckte ich immer wieder Gruppen älterer Passagiere, die zusammen Stretching-Videos anschauten und getreulich die empfohlenen Übungen ausführten, um Durchblutungsproblemen durch das lange Sitzen vorzubeugen. Im Lauf der Zeit begegneten mir noch viel mehr ältere Menschen, die auf ähnliche Weise miteinander Sport trieben. Ich erkannte, dass es darum ging, aktiv zu bleiben – und zwar gemeinsam. Das stärkte ihren Willen und festigte die gesunden Gewohnheiten, die ihre Lebensspanne verlängerten.

Es ist gut dokumentiert, dass soziale Unterstützung und Gemeinschaftsleben Schlüsselfaktoren für ein langes Leben sind. Der Wert familiärer Verbundenheit ist in der asiatischen Kultur tief verwurzelt, und Senioren werden dazu ermutigt, weiterhin ein aktives Leben zu führen, Zeit im Freien zu verbringen und die sozialen Verbindungen zu ihrem Umfeld zu pflegen. Umgekehrt werden sie von ihrer Familie unterstützt, was auf einem kulturell geprägten Respekt und Verantwortungsgefühl gegenüber den Eltern beruht. Neben vielen anderen familiären Traditionen feiert Korea beispielsweise im Mai drei getrennte Feste, die an die Bedeutung der Familie erinnern: den Elterntag, den Großelterntag und den Kindertag. In Hongkong zeigen Familien beim Qingming-Festival, dem Totengedenkfest, ihren Respekt vor den Vorfahren, indem sie deren Gräber fegen und Essensgaben niederlegen. In Asien gelten Familien und ihre Ältesten als wichtiges und hilfreiches Element des sozialen Geflechts einer Gesellschaft.

In öffentlichen Parks in ganz Asien treffen sich fröhliche Senioren an der frischen Luft und geben sich vielfältigen Aktivitäten für Körper und Geist hin. Ich habe ältere Menschen beobachtet, die sich schon um halb sechs Uhr morgens in der Nähe von Gemüsemärkten versammelten, um frische Produkte einzukaufen, sobald die Märkte aufmachten. Es gibt auch Gruppen, die sich abends nach dem Essen treffen. Solche Gemeinschaftsaktivitäten geben Senioren einen Tagesrhythmus und einen Grund, morgens fröhlich mit einem Gefühl von Lebenssinn aufzuwachen. Sie erfordern keine spezielle Ausrüstung, verursachen keine Kosten und sind für jede und jeden zugänglich.

Manchmal traute ich meinen Augen kaum, denn ich war nicht daran gewöhnt, ältere Menschen so aktiv zu sehen. Ihre sportlichen Beschäftigungen waren unerhört vielfältig:

- Tänze mit komplexen Choreografien, darunter Flamenco und Gesellschaftstänze
- Sportarten, die Koordination und Balance erfordern, wie Badminton, Tennis und Basketball
- Gymnastik für Kraft und Beweglichkeit wie Stretching oder Tai-Chi, ein langsamer, sanfter Kampfsport
- Spiele zur Anregung des Gehirns, darunter Kartenspiele und Mahjong, das mit Steinen gespielt wird
- Übungen an knallbunten öffentlichen Sportgeräten wie Klettergerüsten und Turnstangen
- Aktivitäten, die wir typischerweise Jugendlichen zuordnen, darunter Speedwalking, Rollschuhfahren, Drachensteigenlassen, Schwimmen, Fahrradfahren sowie Spiele wie Hacky Sack oder Jo-Jo
- Sportliches Gehen, beispielsweise Bergwanderungen, Barfußgehen oder das Zurücklegen von Wegen im Laufschritt

Meine Beobachtungen in Asien bestätigten, dass ein Gefühl von Zusammengehörigkeit und gemeinsame Aktivitäten tägliche Gewohnheiten festigen können, die unser Wohlbefinden stärken. Ich ging immer häufiger mit meinem Mann spazieren, wobei wir die zurückgelegten Wege mit einfachen Schrittzählern oder Smartwatches verfolgten. Und wir fingen an, Wanderungen zu unter-

MACHEN SIE ES WIE DIE HUNDERTJÄHRIGEN

- Führen Sie ein sinnvolles Leben.
- Pflegen Sie Kontakte zur Gemeinschaft.
- Bleiben Sie aktiv.
- Essen Sie unverarbeitete lokale, saisonale Lebensmittel.
- Trinken Sie sauberes Wasser.

nehmen und miteinander mehr Zeit draußen in der Natur zu verbringen. Ich gehe so oft wie möglich zu Fuß; manchmal steige ich sogar absichtlich eine U-Bahn-Station zu früh aus. Und ich habe entdeckt, dass es eine praktikable Gewohnheit ist, jeden Tag innerhalb von 60 bis 90 Minuten nach dem Abendessen einen Spaziergang zu machen. In Hongkong wie in New York bin ich Yogagruppen beigetreten; diese positiven Gemeinschaften haben mein Wohlbefinden gestärkt und mich zur täglichen Teilnahme ermutigt. Und nicht zuletzt belegte ich Online-Kurse, um mein Gehirn zu testen und kreative Beschäftigungen meiner Jugend wieder aufzugreifen: Herumkritzeln und Klavierspielen. Das waren kleine, aber wirkungsvolle erste Schritte, die mir dabei halfen, diese täglichen Gewohnheiten zu zementieren, und zuletzt fühlte ich mich wie die Hundertjährigen – wie ein Baby, gesünder, glücklicher und immer jünger.

Erfolgreich altern

In den Tiefen wissenschaftlicher Labore ist man fieberhaft dabei, die Rätsel der Langlebigkeit zu entschlüsseln und Wege zur Ausweitung unserer »Gesundheitsspanne« zu suchen – den Lebensjahren, die wir unbelastet von chronischen Krankheiten und Alterserscheinungen wie Arthritis, Sehschwäche und geistigem Verfall verbringen können. Tech-Milliardäre investieren ihr Geld in die Suche nach dem Lebenselixier und finanzieren Studien zu Biotechnologie und neuen Medikamenten. Dabei legen manche Forschungsprojekte den Schwerpunkt darauf, den Alterungsprozess durch die Behandlung alter Zellen aufzuhalten. Andere arbeiten daran, die Welt mit Nahrungsmitteln aus dem Labor zu ernähren. Alle scheinen nach dem Heiligen Gral des guten Alterns zu suchen.

Angesichts der Milliarden, die in diese Anstrengungen investiert werden, ist es faszinierend, wie viele ältere Menschen in Asien auf natürlichem Wege ein hohes Alter erreichen, in technisch eher rückschrittlichen Lebensumfeldern, oft sogar von der modernen Gesellschaft abgeschnitten. Sie schlucken keine Pillen, machen keine Diäten und gehen keinen Nahrungsmittelgruppen aus dem Weg. Ihr Heiliger Gral ist die Kombination von Bewegung im Freien, Gemeinschaftsleben und dem Essen natürlicher Lebensmittel, die auf ihrem eigenen Land wachsen. Was sagt uns das? Die im Labor entwickelten Behandlungsmethoden sollten nur der allerletzte Schritt sein. Langlebigkeit beginnt mit der Vorbeugung gegen Krankheiten und der Förderung der Gesundheit durch uralte alltägliche Gewohnheiten.

Unsere Zellen sind die Zugpferde, die unseren Körper dazu antreiben, ordentlich zu funktionieren. Wenn wir Essen zu uns nehmen und verdauen, verarbeiten sie die Nährstoffe aus den Nahrungsmitteln zu Energie, die wir nutzen können. Unsere Systeme arbeiten effizient, solange die Zellen sich weiterhin teilen; dabei ersetzen neue Zellen die alten, die letztendlich aus dem Körper ausgeschieden werden. Wenn dieses System früh versagt, findet vorzeitige Alterung statt; die Zellen teilen sich nicht mehr und sammeln sich in unserem Körper an, was Entzündungen verursacht. Wenn wir das verhindern, erlangen wir das, was in der Wissenschaft »erfolgreiches Altern« genannt wird. Es umfasst die Abwesenheit von Krankheiten oder Behinderungen, geistige und körperliche Leistungsfähigkeit und soziales, produktives Engagement, ähnlich dem, was ich bei vielen asiatischen Hundertjährigen beobachten konnte.

Nach Angaben der Weltgesundheitsorganisation lassen sich viele chronische Krankheiten, beispielsweise Herzleiden, durch entsprechende Ernährung und einen entsprechenden Lebensstil verhindern. Egal, welche genetischen Karten an uns ausgeteilt worden sind – wir können also alle versuchen, so erfolgreich zu altern wie diese Hundertjährigen, wenn wir einfach der schlichten Regel folgen, unserem Körper die Basiselemente zuzuführen, die er zum Funktionieren braucht. Wenn keine Umstände wie physische Verletzungen oder schwere Erkrankungen dazwischenkommen, sind einfache, altmodische Lösungen der erste Schritt zur Vorsorge: Zu den heilsamen Basiszutaten im Rezept für ein langes, gesundes Leben gehören Optimismus, gesundes Essen, tägliche Bewegung, genügend Schlaf und emotionale Unterstützung in einer Gemeinschaft. Manchmal sind die simpelsten Lösungen am elegantesten und effektivsten, aber sie werden oft übersehen oder vergessen. Die Hundertjährigen erinnern uns daran, dass wir die Art, wie wir altern, gezielt steuern können.

Wenn Sie also das Gefühl haben, dass Ihr Leben sich nach einer strahlenden Jugend allmählich dem Ende zuneigt, denken Sie an die folgenden historischen Figuren – außergewöhnliche Menschen, die ihre bedeutende Arbeit bis weit in die zweite Hälfte ihres Lebensjahrhunderts fortgesetzt haben: Thomas Edison, der großartige Erfinder, der noch in seinen Achtzigern bahnbrechende Neuerungen entwickelte; Charlie Chaplin mit seiner 75 Jahre dauernden Schauspielkarriere; die Malerin Georgia O'Keeffe, die sich nach ihrer Erblindung im Alter von 86 Jahren der Bildhauerei zuwandte und arbeitete, bis sie 95 war; Nelson Mandela, der nach 27 Jahren im Gefängnis mit 76 der erste Präsident seines Landes wurde; Julia Child, die mit 50 ihre erste Fernsehsendung moderierte. In meiner eigenen Familie war es meine Mutter, die uns damit überraschte, dass sie noch einmal studierte, als sie schon über 40 war und meine Geschwister und mich großgezogen hatte. Sie schaffte es, ein Stipendium für ein Masterstudium der Mathematik an der New York University zu bekommen, und begann kurz darauf, an einer Highschool zu unterrichten, was sie bis heute tut. Solche Menschen, und die Hundertjährigen in Asien, inspirieren mich dazu, auch in meinen goldenen Jahren weiterhin alte und neue Träume zu verwirklichen. Sie erinnern mich daran, dass ich im Lauf meines Lebens viel mehr zu geben habe, wenn ich gut auf meinen Körper und meinen Geist achte.

In Ogimi mit seinen gesunden Hundertjährigen zeigen die Gewohnheiten und der Lebensstil der jüngeren Generation, was passiert, wenn der hektische Geist der Moderne – in Korea *Pali-Pali* genannt – die Weisheit des traditionellen Lebens ersetzt. Die jüngeren Menschen in Ogimi sind begierig darauf, das ruhige, limitierte Wirtschaftsleben der Stadt hinter sich zu lassen, weil anderswo bessere Chancen winken. Sie ziehen in moderne Großstädte wie Tokio, wo es reichlich Arbeitsplätze gibt, und führen dort ein ungesundes, stresserfülltes Leben, in dem sie sich vor allem von Fertiggerichten ernähren. Es ist keine Seltenheit, dass die ältere Generation, die in Ogimi zurückbleibt, ihre fernen Kinder überlebt – das zeigt, dass Langlebigkeit nicht nur eine genetische Frage ist, sondern auch eine von Ernährung und Lebensstil. Dieser Trend in Ogimi ist besorgniserregend, aber er erinnert uns auch daran, dass wir uns alle selbst dafür entscheiden können, gesund zu leben, unabhängig von Wohnort oder Budget. Außerdem zeigt er, dass wir auf unserem eiligen Weg in die Zukunft daran denken sollten, die überlieferten Weisheiten der Älteren zu beherzigen. Ihre altbewährten Methoden, die über viele Generationen funktioniert haben, sollten den gleichen Stellenwert haben wie die aktuelle Wissenschaft. **Moderne Erkenntnisse und Technologien sind mit traditionellen Praktiken vereinbar. Das beweisen die Hundertjährigen in Asien.**

Koreanische Hygiene für ein langes Leben

Die Weltgesundheitsorganisation betont, dass Langlebigkeit und Wohlbefinden auch in direktem Zusammenhang mit Hygiene stehen. Ungefähr ein Viertel aller weltweiten Krankheiten und Todesfälle sind auf Umweltfaktoren wie verunreinigtes Trinkwasser, mangelhafte sanitäre Einrichtungen und schlechte persönliche wie allgemeine Hygiene zurückzuführen.[20] Einfache Maßnahmen wie Händewaschen vor den Mahlzeiten werden zur Vorsorge gegen Krankheiten empfohlen, und gute Hygiene ist nirgends präsenter als in Korea, wo sie sehr ernst genommen wird.

Nach einer Studie von 2019, an der mehr als 160 000 Testpersonen aus Südkorea teilnahmen, reduziert bessere Mundhygiene das Risiko von Herzrhythmusstörungen und Herzinsuffizienz.[21] In Korea wird die »3-3-3-Zahnputzmethode« propagiert: dreimal täglich putzen, innerhalb von drei Minuten nach jeder Mahlzeit und jedes Mal mindestens drei Minuten lang. Als ich bei Samsung, einem der größten Elektronikkonzerne Koreas, als Studentin ein Praktikum machte, hatten alle Beschäftigten ihre eigenen Zahnputz-Sets dabei, die sie auf ihrem Schreibtisch oder über den Waschbecken in den Toiletten deponierten. Es war ganz normal, alle nach dem Mittagessen die Zähne putzen zu sehen.

Eine weitere faszinierende Beobachtung war für eine Amerikanerin die Schuhpolitik bei Samsung. Um die Bürofußböden sauber zu halten, tauschten alle, wenn sie ankamen, ihre Straßenschuhe gegen Hausschuhe aus. Bei internen Besprechungen lächelte ich oft im Stillen über den Anblick eines Topmanagers, der in seinen Gummilatschen und Socken aussah, als stamme er aus einem Adidas-Werbespot. Das Gleiche gilt in koreanischen Schulen. Die Kinder und Jugendlichen lernen, die Schule als ihr Heim zu betrachten, und tragen in der Schule Hausschuhe. Und sie sind dafür verantwortlich, die Schule sauber zu halten; das Reinigungspersonal übernimmt nur die groben Putzarbeiten. Nach dem Unterricht machen die Kinder ihre Klassenzimmer und andere Schulräume mit Besen, Staubsaugern und Putzlappen sauber.

Die Menschen in Südkorea achten auch sehr auf die Sauberkeit ihrer Umwelt. Auf den makellos sauberen Straßen ist nirgends Müll zu sehen. Ausgefeilte Recycling-Programme und eine effiziente Abfallbewirtschaftung sorgen dafür, dass praktisch keine Lebensmittel verschwendet werden. Im Rahmen eines obligatorischen Kompostierungsprogramms füllen die Haushalte ihre Essensreste in Drei-Liter-Beutel, die sie für 20 Cent erwerben können, und pressen die Feuchtigkeit heraus. Der Essensmüll wird dann zu Tierfutter oder Dünger verarbeitet. Eine strenge, willig eingehaltene Müllsortierung im privaten wie im öffentlichen Sektor und die häufige Abholung sorgen für ein gut funktionierendes Recycling-System, das die Menge an Restmüll in Grenzen hält.

Als ich klein war, zogen wir immer die Schuhe aus, wenn wir nach Hause kamen – über die Ursprünge dieser Gewohnheit dachte ich damals nicht nach. Aber sie hat traditionelle Ursprünge: Unsere Vorfahren mussten ihre Räume und Fußböden sauber halten, weil sie auf Matten am Boden schliefen und dort auch von niedrigen Tischen aßen. Hygiene wirkte insofern vorbeugend gegen Krankheiten – eine gute Angewohnheit, die Gesundheit und ein langes Leben förderte.

Mahlzeiten für Langlebigkeit

»Wenn man die besten und köstlichsten Zutaten hat, kann man ganz einfach kochen. Das Essen wird hervorragend schmecken – danach, woraus es besteht.«
Alice Waters, Köchin und Befürworterin einer weltweiten ökologischen Landwirtschaft

Ich wünschte, ich hätte meinen wunderbaren Großmüttern und meiner Schwiegermutter mehr Fragen gestellt, bevor sie starben, und mehr von ihrem Wissen aufgesogen, als ich noch mit ihnen zusammen sein konnte. Diese drei klugen Frauen waren als talentierte Köchinnen bekannt. Sie versammelten die ganze Familie bei Festen um sich, für die sie eine köstliche Auswahl koreanischer und chinesischer Gerichte zubereiteten. Außerdem kochten sie spezielle Gerichte, mit denen sie Familienmitglieder bei Erkältungen, nach Operationen oder im Wochenbett gesund pflegten. Ich war in den USA aufgewachsen und erwartete, dass Liebe durch Worte und Umarmungen bewiesen würde. Aber diese Frauen gehörten zu einer stoischen Generation; sie blieben äußerlich stahlhart. Inzwischen verstehe ich, dass sie ihre Zuneigung dadurch zeigten, dass sie ihre Lieben mit sorgfältig zubereitetem Essen versorgten.

Wenn ich an sie denke, versuche ich mir vorzustellen, wie sie in meinem Alter waren und was sie damals taten, um unsere kulturellen Traditionen vollständiger anzunehmen. Ich denke, sie würden zustimmend nicken, wenn sie bei mir wären, denn meine Erinnerungen an sie waren meine Wegweiser bei der Suche nach meiner verlorenen kulturellen Identität und den traditionellen Wegen zum Wohlbefinden. Wenn ich an diese Verwandten denke, die nicht mehr bei mir sind, fällt mir oft der zutiefst bewegende autobiografische Essay des koreanischen Autors Chang-rae Lee im *New Yorker* ein: »Coming Home Again« – wieder nach Hause kommen. Lee schildert seine schmerzlichen Erinnerungen an das Jahr, das er mit seiner sterbenden Mutter verbrachte, und lässt die koreanischen Gerichte seiner Kindheit wiederauferstehen, die er in ihren letzten Tagen für sie kochte. Das ist die asiatische Art – wir zeigen unsere Liebe über das Essen.

Auf Reisen beobachtete ich oft, dass die Mahlzeiten besonders langlebiger Bevölkerungsgruppen nichts Außergewöhnliches an sich hatten – sie benötigten weder handwerklichen Aufwand noch teure Zutaten. Am meisten beeindruckte mich die Reinheit dessen, was serviert wurde. Die Präsentation der Mahlzeiten hatte etwas unverhohlen Einfaches. Es ging nicht um raffinierte Kochtechniken, sondern eher um qualitativ hochwertige lokale Zutaten, wodurch industriell verarbeitete Lebensmittel auf natürliche Weise vermieden wurden.

Einfache Gerichte mit der Familie, wie bei meinen Großmüttern und meiner Schwiegermutter mit Bedacht so zubereitet, dass sie heilsam und nahrhaft wirkten – das ist es, was ich mit asiatischen »Langlebigkeits-Mahlzeiten« meine. In Korea werden dafür die Prinzipien angewendet, nach denen einst die königlichen Ärzte und Köche zusammen an einer gesunden royalen Küche arbeiteten (siehe S. 69).

Damals, während der Joseon-Dynastie, war diese königliche Küche viel komplexer; sie wurde auf drei Tischen und einem Extratisch für den Hot Pot serviert. Auf den gemischten Tischen gab es *Ssukgat*, zwölf *Banchan*-Beilagen, weißen und roten Reis mit Bohnen, *Miyeokguk* (eine üppige Brühe aus Algen und Fleisch), *Doenjang* (Eintopf mit fermentierter Sojabohnenpaste, gemischtem Gemüse und Fleisch), *Jang* (fermentierte Würzmittel, darunter helle Sojasoße, Chilipaste mit Essig, Senf und salzig eingelegte Shrimps), Grillspießchen, ein Pfannengericht, verschiedene Arten von Kimchi, gekochte Rinderbrust, dreifarbiges gekochtes Gemüse, Salat aus Mungbohnengelee, in Sojasoße geschmortes Huhn, eingelegter Seelachs-Rogen, Bällchen aus getrocknetem Seelachs, getrockneten *Gulbi*-Fisch, rohe Abalone-Muscheln, pochierte Eier und Tee.

Heutzutage ist eine typische koreanische Mahlzeit viel einfacher, aber sie besteht immer noch aus verschiedenen pflanzenbasierten Gerichten, die *golgoru* gegessen und unter allen Anwesenden geteilt werden. Sie könnten das Prinzip der Mahlzeiten für ein langes Leben anwenden, indem Sie kulinarische Vielfalt auf einer Platte oder in einer Schüssel servieren: kleine Portionen verschiedener Gerichte und dazu eine Suppe. An hektischen Tagen mache ich etwas, das ich schon in vielen koreanischen Familien gesehen habe – ich arrangiere eine Auswahl geöffneter Gläser mit *Banchan* auf dem Tisch, aus denen sich alle bedienen können.

Langlebigkeits-Essen beginnt in Asien früh

Koreanische Kinder lernen zeitig, was gute Ernährung und Selbstfürsorge bedeuten, das trägt zu ihrer hohen Lebenserwartung bei. Sie werden schon früh an eine ausgewogene Ernährung aus vielfältigen Pflanzen, Kohlenhydraten und Proteinen herangeführt. Besonders nahrhafte Lebensmittel wie Seetang oder Kimchi (der für Kleinkinder normalerweise abgespült wird, weil sie noch nicht an die Schärfe gewöhnt sind) werden Babys in kleinen Mengen gegeben, sobald sie feste Nahrung zu sich nehmen können, also ungefähr nach sechs Monaten. Für koreanische Eltern sind kulinarische Heilmittel die erste Wahl, wenn Kinder über Schmerzen klagen. Sie halten Erkältungen mit heißer Brühe in Schach oder verordnen Reisbrei gegen Bauchweh und bringen damit ihren Kindern das Konzept »Essen als Medizin« frühzeitig nahe. Die Kleinen wiederum entwickeln schon früh eine gesunde Darmflora mit vielfältigen Bakterien, die das Immunsystem stärken und Krankheiten verhindern. Während sie heranwachsen, werden diese frühen Lektionen in Schulküchen, Firmenkantinen und an anderen öffentlichen

Elemente einer Langlebigkeits-Mahlzeit

Traditionell

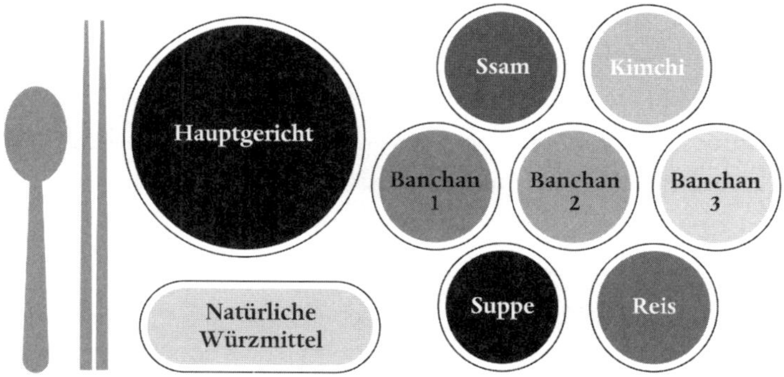

Abgewandelt

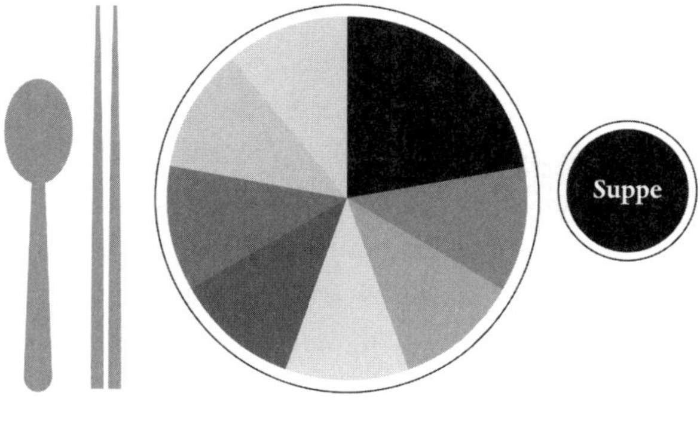

Orten verstärkt. Ein Schulessen in Korea umfasst üblicherweise drei verschiedene *Banchan* und dazu Kimchi, Suppe und Reis. Das ist sogar auf Flügen koreanischer Fluggesellschaften zu beobachten, deren Essenstabletts zahlreiche Fächer für vielfältige pflanzenbasierte Mahlzeiten aufweisen.

Der britische Koch Jamie Oliver, ein leidenschaftlicher Kämpfer für gesundes Essen, fordert mehr »Ernährungskompetenz« zur Erhaltung unserer Gesundheit und unserer Erde. Ernährungskompetenz ermöglicht es uns – und unseren Kindern –, gesunde Entscheidungen über unser Essen zu treffen. Für Kinder ist es wichtig, eine gesunde Zutat wie eine Tomate von Ketchup, ihrer verarbeiteten Version, unterscheiden zu können und mit ihren Eltern zu Hause zu kochen – zwei wichtige Bestandteile des Ernährungswissens. Studien zeigen, dass Kinder etwa 25 Prozent des Gehörten behalten, 45 Prozent dessen, was sie hören *und* sehen, und 70 Prozent dessen, was sie durch praktisches Tun erlernen. Wir sollten also Kindern nicht nur etwas über Ernährung erzählen, sondern ihnen auch schon früh beibringen, wie man Essen zubereitet.

Auch in Hongkong, wo ich derzeit lebe, wird die Philosophie »Essen ist Medizin« von frühester Kindheit an praktiziert. Zu den Mahlzeiten im Familienkreis wird dort eine Vielzahl von Gemüsesorten serviert, die mit kleinen Fisch- oder Fleischstücken gegart wurden. Die Menschen in Hongkong haben normalerweise keinen Platz für einen Gemüsegarten, aber in jedem der achtzehn Stadtdistrikte gibt es einen Bauernmarkt, was bedeutet, dass man in maximal zwanzig Minuten zu Fuß zum Markt spazieren kann, egal, wo man wohnt. Hongkong mit seiner nächtlichen Beleuchtung und der hektischen Kultur mag wie das genaue Gegenteil der ländlichen Gebiete mit ihren vielen Hundertjährigen wirken. Aber die Landbevölkerung und die traditionell lebende Stadtbevölkerung sind Äpfel vom selben Baum.

Die Großmutter meiner Freundin Therese wird von ihrer Familie in Hongkong liebevoll »Mama« genannt. Zu ihrem hundertsten Geburtstag veröffentlichte die Lokalzeitung einen Bericht über Mama, die dafür bekannt ist, zu Hause traditionelle chinesische Mahlzeiten zu kochen, mit wenig Öl und frischen Zutaten, ohne Konservierungs-, Farb- oder Zusatzstoffe, ohne Zucker, Milchprodukte oder Frittiertes. Sie isst bescheidene Mengen, beispielsweise ein leichtes Frühstück aus gekochtem *Congee*-Reisbrei oder einer Scheibe Toast und mittags und abends entweder gedämpften Fisch, hausgemachten Tofu oder gekochtes Huhn mit Gemüse und Reis. Weitere Zutaten, die regelmäßig in ihren Mahlzeiten auftauchen, sind sauer eingelegtes Gemüse, Knochenbrühe, getrocknete Jakobsmuscheln, Shrimps, Pilze, Orangenschale, Datteln, Lotuskerne, Erdnüsse, Jujube-Früchte, Silberohr-Pilze, Mandeln, Pak Choi, getrocknete Feigen und Seegurken. Mama kocht sehr spontan. Ihre Rezepte sind moderne Erbstücke, die in ihrer Familie über Generationen weitergereicht wurden; sie variiert sie mit eigenen Tipps und Tricks.

Die besten Zutaten, die Sie auftreiben können

Den Kern jeder Langlebigkeits-Mahlzeit bildet ein solides Fundament aus den besten pflanzenbasierten Zutaten, die Sie auftreiben können – und zwar jeden Tag aus so vielen verschiedenen wie möglich. Das ist eines der Geheimnisse langlebiger Kulturen; dort bauen die Menschen außerdem ihre Nahrungsmittel selbst an oder haben jederzeit Zugang zu frischen Zutaten. Dabei geht es nicht darum, die teuersten Zutaten zu kaufen, sondern die frischesten. Kaufen Sie, wann immer möglich, lokal angebautes Obst und Gemüse der Saison – es hat seine Nährstoffe nicht unterwegs im

Flugzeug oder im Lkw verloren (und verursacht damit auch weniger CO_2) und den idealen Reifegrad und Geschmack erreicht. Manchmal ist das unmöglich, weil Sie Avocados essen möchten, die in Ihrer Region nicht angebaut werden, oder weil die Blaubeeren, die Sie zum Bestandteil Ihrer Alltagskost machen wollen, dort noch nicht reif sind. Manchmal sind die besten Zutaten auch getrocknet oder in Pulverform zu finden, beispielsweise in der Sonne getrocknete Shiitake-Pilze oder Blaualgenpulver, oder tiefgekühlt, was ich besonders bei Beeren empfehlenswert finde, wenn ich keine frischen auftreiben kann. Wie die Michelin-Köchin Alice Waters einmal sagte: »Riskieren Sie das Wagnis, eine Auswahl an frischem Obst aufzuschneiden und zu servieren!« Wenn Sie hochwertige frische Zutaten wie eine vor Aroma strotzende Wassermelone haben, genügt es manchmal für eine Mahlzeit, sie einfach frisch zu essen (wie es die Natur für uns vorgesehen hat), in ihrer ganzen natürlichen Köstlichkeit.

Endlich fing ich an zu kochen

Es wird Sie vielleicht überraschen, dass für mich, bevor ich mich auf meinen Weg zur Heilung begab, die Vorstellung, in einer Küche selbst eine Mahlzeit zuzubereiten, ziemlich Furcht einflößend war. Ich verließ mich auf die Kochkünste meines Mannes, auf Essen zum Mitnehmen, Fertiggerichte und Restaurants. Als ich allerdings einen Kochkurs belegte und anfing, die traditionellen Gerichte meiner Vorfahren zuzubereiten, erkannte ich, dass gesunde Küche nicht kompliziert oder perfekt sein muss. Meine Lieblingsrezepte befolge ich nicht mehr bis ins Kleinste. Stattdessen folge ich der Philosophie, die ich bei den buddhistischen Nonnen kennengelernt habe – *Uhmuni's Sohn Maht* –, und passe sie ganz nach Geschmack an oder improvisiere, indem ich Reste verwende, um keinen Lebensmittelmüll zu produzieren. Selbst wenn ich moderne Erfindungen wie Fertigbrühen oder Teebeutel verwende, die das Kochen leichter machen, versuche ich immer, sie zumindest einmal als gesunde Version selbst herzustellen, damit ich verstehe, wie sie gemacht sind. So begreife ich auch den Zweck bestimmter Zutaten besser – beispielsweise, dass Jujube Suppen auf natürliche Weise süßt oder bestimmte Bestandteile, wie künstliche Konservierungsstoffe, nicht unbedingt nötig sind, um die Lebensmittel länger haltbar zu machen.

Als mein Selbstbewusstsein wuchs, wurde das abendliche Kochen bei uns zur Familiensache. Die Kinder halfen mir beim Zubereiten unserer einfachen Mahlzeiten; sie wuschen die Zutaten, schnitten sie klein und rührten um. Sie fingen an, Vorlieben für bestimmte Lebensmittel zu äußern, und gingen gern mit mir auf den Markt, um nach neuen Essensoptionen zu suchen. Wir veranstalteten sogar innerfamiliäre Kochwettbewerbe, um zu sehen, wer die besten Gerichte zustande brachte.

Einige der Zutaten, auf die ich stieß – bestimmte Zitrusfrüchte oder Algensorten –, waren an meinem Wohnort nicht verfügbar, aber ich fand passende Alternativen. Algen wie *Nori*, *Wakame* oder *Kombu* gehören inzwischen fest zu meinem Inventar; ich gebe kleine Mengen an Brühen oder Salate und knabbere getrocknete Seetangblätter als Snack.

Auch Zitronen wurden ein Teil meines Alltags. Ich presse frischen Zitronensaft in meine Wasserkaraffe und als letzten Pfiff in fast jedes Gericht. Die Schale, in der die meisten Nährstoffe sitzen, friere ich ein, um sie später zum Kochen zu verwenden. Wir genießen nicht nur den köstlich säuerlichen Kick in unseren Mahlzeiten, sondern profitieren von zusätzlichen Antioxidantien und Vitamin C. Ich beginne meinen Tag, noch vor der Yogastunde, mit einem Getränk, das der elektrolythaltigen Gatorade ähnelt, aber ohne deren Industriezucker und künstliche Süßstoffe: eine Tasse warmes Wasser, eine Prise Salz und der Saft einer halben Zitrone, manchmal auch eine Scheibe frischer, ungeschälter Ingwer. Im Schlaf verlieren wir Wasser und Elektrolyte, die ich mit diesem einfachen Gebräu ersetze. Die Kombination aus leicht gesalzenem Wasser, magenfreundlich lauwarm, und dem Vitamin C der Zitrone wirkt Wunder; sie bringt nicht nur Salz, Elektrolyte und Wasser zurück, sondern auch das rosige Strahlen meines Gesichts, meine Energie und meine Yogaleistungen.

Außerdem begann ich, die gesunden Kohlenhydrate und Proteine einzubauen, die ich entdeckt hatte. Ich reichte violetten und schwarzen Reis zu den Mahlzeiten oder mit Schale gebackene (und zu essende Süßkartoffeln. Als Proteinquelle koche ich jetzt jede Woche Fisch und fermentierte Sojabohnensuppen, *Doenjang* oder Miso. Auch *Natto* (japanische fermentierte Sojabohnen) war ein guter Weg, um mehr Bohnen und gleichzeitig mehr Probiotika in meiner Ernährung unterzubringen. *Natto*, angemacht mit körnigem Senf und Kaki-Essig oder Sojasoße, esse ich zum Frühstück oder verteile es über Salate, Reisgerichte und Suppen. Ein gehäufter Esslöffel *Natto* mit seinem milden, erdigen Geschmack liefert reichlich gesundes Vitamin K und Probiotika für die Knochen.

Wie viele Koreanerinnen und Koreaner beschloss ich, die Qualität unseres Wassers zu verbessern, und kaufte ein Filtersystem für den Wasserhahn. Es war leicht zu installieren, und wir haben jetzt Wasser ohne Chlor, Nitrate, Nitrite oder Schwermetalle zum Kochen und Trinken. Außerdem kaufte ich einen plastikfreien Wasserkocher mit Temperaturregler, der mein Teewasser zu Hause in Minutenschnelle erhitzt. Im Büro habe ich einen zweiten, um bei der Arbeit Tee zu trinken. Gefiltertes Wasser ist essenziell für viele unserer Familienmahlzeiten, zu denen inzwischen nahrhafte koreanische Rezepte wie *Guk* und Eintöpfe gehören, als Hauptgerichte oder Beilagen.

Mittlerweile bin ich abenteuerlustiger geworden; ich probiere gesundheitsfördernde Dinge aus und experimentiere zum Spaß mit Produkten, die neu auf den Markt kommen – Nahrungsergänzungsmittel oder irgendwelche Pulver. Als ich einmal eine Detox-Kur machte, riet man mir, jeden Tag ein verdauungsförderndes Mittel einzunehmen, was ich hilfreich finde; meist mache ich das einmal täglich beim Abendessen und auf Reisen. Mir ist allerdings klar geworden, dass viele dieser modernen Wellness-Tricks optional sind. Echtes Essen ist dagegen unverzichtbar, und ich achte stets darauf, so viele natürliche Enzyme und Nährstoffe aus richtigen Lebensmitteln zu beziehen wie nur möglich.

Doenjang Jjigae (Eintopf mit fermentierten Sojabohnen)

Jjigaes wurden für mich zu einer neuen Form des Frühstücks. Diese Eintöpfe sind ziemlich einfach zuzubereiten und gehören zu den Basisgerichten der koreanischen Küche. *Doenjang Jjigae* wird mit fermentierter Sojabohnenpaste gekocht; es enthält reichlich Pflanzenkost und Protein aus dem Tofu. Dieses Gericht ist so aromatisch und wohlschmeckend, dass es zum koreanischen Lieblingsessen meiner Tochter geworden ist – genau wie für mich als kleines Mädchen. Morgens mache ich meist eine fleischlose Version für sie; Fleischgerichte kochen wir eher, wenn die ganze Familie sich zum Abendessen versammelt. Sie liebt diesen Eintopf mit ein wenig Reis, bestreut mit etwas geröstetem, fein geschnittenem Seetang.

Anmerkungen zum Rezept

Für meine schnelle Version gebe ich die *Doenjang*-Paste erst dazu, wenn die Temperatur abgesunken ist, damit die darmfreundlichen Probiotika in der Suppe lebendig bleiben. Wie bereits erwähnt, sterben lebende probiotische Kulturen bei Temperaturen über 50 Grad Celsius ab.

Tofu gibt es in verschiedenen Konsistenzen von sehr weich bis fest. Ich mag die zarteren Sorten lieber.

ZUTATEN

Für 2 Personen
1 Esslöffel Olivenöl
1 Esslöffel fein gehackter Knoblauch
⅓ mittelgroße Zwiebel, fein gewürfelt
500 ml Sardellenbrühe (siehe S. 152) oder Wasser
1 kleine grüne oder rote Chili
1 mittelgroße Zucchini, in 2-cm-Würfel geschnitten
2 Esslöffel *Doenjang* (koreanische Sojabohnenpaste)
1 Stück weicher Tofu, in 1-cm-Würfel geschnitten
1 Teelöffel neutraler oder fruchtiger Essig (optional)
1 Frühlingszwiebel, die grünen Teile in grobe Ringe geschnitten, die weißen für die Suppe aufbewahrt

ZUBEREITUNG

1. In einem kleinen Topf das Öl bei mittlerer Temperatur erhitzen. Knoblauch und Zwiebeln hineingeben und 5 bis 10 Minuten andünsten, bis sie glasig sind.

2. Die Sardellenbrühe mit der Chilischote in einem mittelgroßen Topf zum Kochen bringen.

3. Die Zucchiniwürfel dazugeben und etwa 5 Minuten mitköcheln, bis sie weich sind.

4. Auf niedrige Temperatur herunterschalten und die *Doenjang*-Paste unterrühren, bis alles gut vermischt ist. Den Tofu hineingeben und den Herd abstellen.

5. Essig und Frühlingszwiebeln unterrühren und einen Deckel aufsetzen, damit sie in der Resthitze der Suppe garen.

Fermentierte Sojabohnen: Das Fundament der Langlebigkeits-Mahlzeiten in Korea, Japan und China

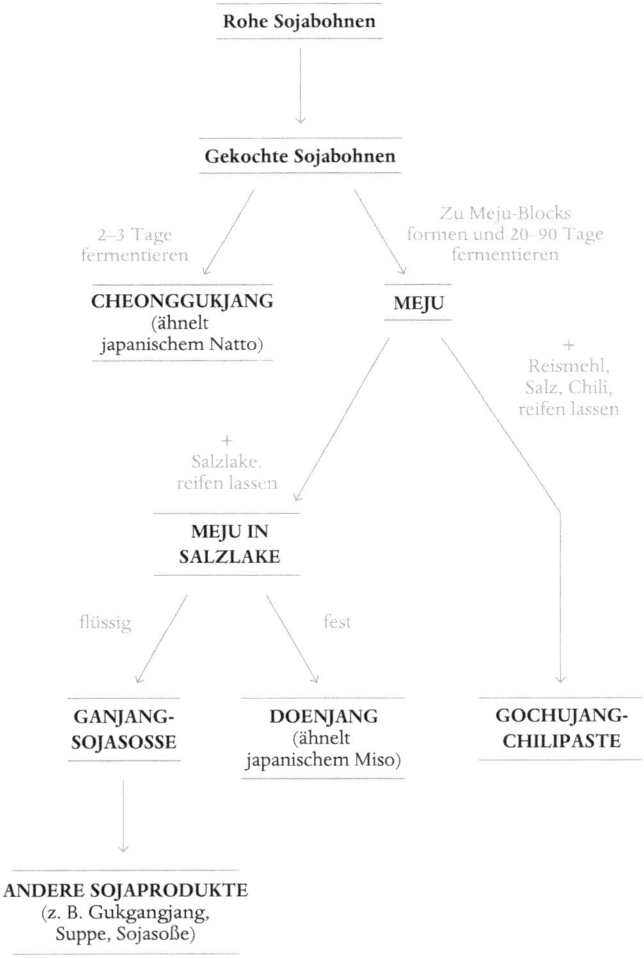

Eine neue Reihenfolge des Essens

In einer traditionellen koreanischen Langlebigkeits-Mahlzeit wird das Essen in einer Reihenfolge serviert, die die Verdauung fördert und besonders gesund ist. Zunächst, vor dem Hauptgang, werden stets *Banchan* serviert, Beilagen aus Gemüse, und fermentierte Nahrungsmittel wie Kimchi. Danach folgen Proteine und Kohlenhydrate, zuletzt Obst und alles Süße. Der optimale Zeitpunkt, um fermentierte Lebensmittel zu essen, ist zu Beginn einer Mahlzeit – so können sie mit ihrer verdauungsfördernden Arbeit beginnen, sobald sie im Magen gelandet sind. Auch die moderne Wissenschaft bestätigt den Nutzen dieser traditionellen Reihenfolge: Laut einer Studie, die in der Zeitschrift *Diabetes Care* veröffentlicht wurde, lassen sich plötzliche Anstiege des Blutzuckerspiegels, die unheilbare Entzündungen wie Diabetes verursachen können, um 75 Prozent reduzieren, wenn man zunächst ballaststoffreiches Gemüse isst, gefolgt von Proteinen und Fetten und zuallerletzt den Kohlehydraten – so wird die Verdauung von einfachen Kohlenhydraten und Zuckern verlangsamt.[22] Ich habe diese Art zu essen übernommen und beginne jede Mahlzeit mit Fermentiertem und Gemüsegerichten. Dabei mache ich es mir einfach, indem ich immer Sauerkraut, Kimchi oder fertige Gemüsegerichte wie gebackenen Rosenkohl im Kühlschrank habe, von denen ich ein wenig essen kann, bevor ich mit der eigentlichen Mahlzeit beginne.

Unser Magen absorbiert und verarbeitet Kohlenhydrate und Zucker, selbst aus Früchten, besonders intensiv, wenn er leer ist. Wenn wir eine kohlenhydrat- und zuckerreiche Mahlzeit auf leeren Magen essen, schießt unser Blutzuckerspiegel in die Höhe und stürzt dann wieder ab, was wir vermeiden sollten. Aus diesem Grund habe ich mein Frühstück umgestellt, von zuckrigen Frühstücksflocken oder süßem Gebäck auf traditionelle koreanische oder sonstige asiatische Morgenmahlzeiten. Inzwischen beginne ich meinen Tag gern mit ein, zwei Löffeln eines fermentierten Gerichts mit einem Spritzer Essig, gefolgt von einem herzhaften, pflanzenbasierten Frühstück mit Proteinen, zu dem vielleicht eine koreanische *Guk*-Suppe, Essensreste aus dem Kühlschrank, Miso-Suppe mit Tofu, Hüttenkäse mit Obst, Reis mit Lachs, ein Curry oder ein einfacher omega-3-reicher Dosenthunfisch (Bonito, der weniger Quecksilber enthält als der größere Weiße Thunfisch) mit gehacktem Sellerie und Gewürzen gehören können. Dazu trinke ich grünen Tee, Matcha oder Kaffee ohne Zucker. Das heißt nicht, dass ich morgens nie so etwas wie ein Croissant esse, aber es ist nicht mein Hauptnahrungsmittel, und ich achte darauf, dass ich davor etwas essiggewürztes Fermentiertes esse.

Die Vielfalt der Erde neu entdecken

Wir sollten nicht nur dem Grundsatz folgen, die ganze Pflanze zu essen, sondern außerdem mehr über bestimmte Kategorien pflanzlicher Nahrungsmittel lernen, die zu selten genutzt werden, aber enorme Vorteile für das Wohlergehen der Menschheit und der Erde haben: Pilze, Wildpflanzen und Algen. Alle drei werden in Asien seit Jahrhunderten für medizinische und kulinarische Zwecke genutzt; anderswo gehören sie noch nicht zur Standardernährung.

Betrachten wir zunächst die Pilze: Obwohl sie unglaublich gesund sind, wird geschätzt, dass bisher nur 10 Prozent aller Pilzarten auf der Erde wissenschaftlich erfasst wurden. Pilze werden seit Jahrhunderten wegen ihrer angenehmen Konsistenz und ihres würzigen Geschmacks kultiviert; sie sind eine köstliche Ergänzung zu vielen Gerichten. Außerdem enthalten sie reichlich Vitamin B und D, Proteine und Ballaststoffe und können Allergien mildern, den Cholesterinspiegel senken und Krebs vorbeugen. Sie stärken unser Immunsystem, fördern eine ausgewogene Darmflora, verbessern unsere Stimmung und Konzentrationsfähigkeit und verlangsamen die Zellalterung.

In der traditionellen asiatischen Küche und Medizin werden viele Pilzarten sowohl frisch zum Kochen als auch getrocknet vor allem für Tees und Tinkturen verwendet. Als frische Pilze zum Kochen mag ich am liebsten Shiitake, Silberohr, Mu-Err und Enoki. Sie schmecken köstlich, wenn sie leicht gedünstet als Beilage serviert, in Omeletts gemischt, im Hot Pot gegart oder in Pfannengerichten mitgebraten werden. Zu besonderen Gelegenheiten träufle ich ein wenig getrüffeltes Olivenöl auf gegartes Gemüse oder eine Suppe. Auf den Märkten von Hongkong kann man Silberohr-Pilze frisch vom Baumstumpf kaufen; sie sind als Schönheitsmittel für die Haut beliebt. Verglichen mit Brokkoli enthält Silberohr fünfzehnmal so viel Ballaststoffe, eine enorme Menge an Vitamin D, viermal so viel Kalium, sechsmal so viel Kalzium, mehr Magnesium und viermal so viel Eisen. Wenn ich in Hongkong bin, koche ich mir gern Tee aus Silberohr-Pilzen, einer Scheibe ungeschältem Ingwer, Sternanis und Dendrobium-Orchideenwurzel.

Neben den Pilzen haben auch zahlreiche Pflanzen, die als Unkraut gelten, großen gesundheitlichen Wert. Portulak ist beispielsweise ein stark entzündungshemmendes und die Wundheilung förderndes Kraut, das die Lebensdauer von Körperzellen verlängert und dadurch die Haut jugendlich und gesund erhält; außerdem hat es den höchsten Vitamin-A-Gehalt von allen grünen Blattgemüsen. Studien haben überdies gezeigt, dass viele Wildpflanzen mehr Nährstoffe enthalten als ihre Zuchtformen – in wilden Blaubeeren finden sich beispielsweise mehr bioaktive Bestandteile als in gezüchteten. Sie sind zwar kleiner, haben aber einen höheren Gehalt an Antioxidantien wie Anthozyanen und entzündungshemmenden Flavonoiden.

Wildpflanzen wie *Ssukgat* und Gojibeeren sind wichtige Bestandteile vieler asiatischer Gerichte. Diese antioxidativ und entzündungshemmend wirkenden Pflanzen sind kulinarisch vielseitig verwendbar und schmecken köstlich. *Ssukgat*-Blüten und Gojibeeren können für Tee getrocknet werden, und ihre grünen Bestandteile lassen sich für Hot Pots oder blanchiert als Beilage verwenden. Wildpflanzen werden in modernen Lebensmittelgeschäften oft gemahlen als Gewürze oder getrocknet als Küchenkräuter verkauft. Beides, Kräuter und Gewürze, sollte zur Grundausstattung jedes Langlebigkeits-Vorratsschranks gehören.

Neben den zahlreichen Gewürzen, die ich zum Kochen benutze, gebe ich jeden Tag Kurkuma, Zimt und weißen Pfeffer in meinen Kaffee und benutze getrocknete Kräuter wie Basilikum, Rosmarin und Thymian zum Abschmecken von Suppen europäischen Stils. Kurkuma wird schon seit Langem in der asiatischen Küche verwendet und enthält Kurkumin, einen stark entzündungshemmenden Stoff, der Diabetes regulieren, den Cholesterinspiegel senken, Arthritis mildern, das Wachstum von Krebszellen hemmen, die Verdauung und das Immunsystem verbessern und für straffere, strahlendere Haut sorgen soll. Kurkumapulver wird aktiv, wenn

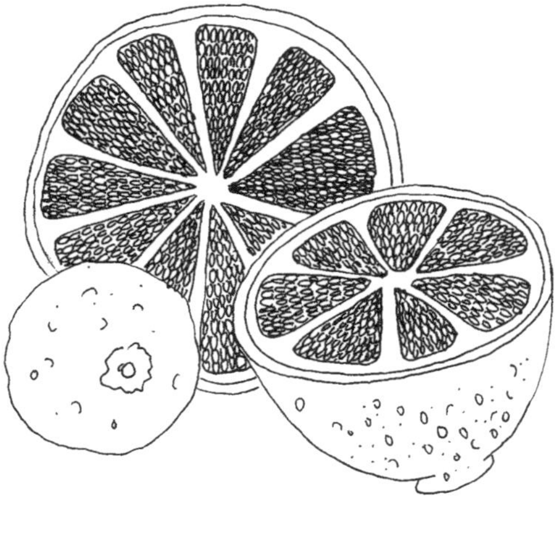

es mit Pfeffer kombiniert wird; sein aktiver Inhaltsstoff Kurkumin wird traditionell unter anderem bei Hautkrankheiten, Atemwegsbeschwerden, Gelenkschmerzen und Verdauungsproblemen angewendet. Zimt senkt den Blutzuckerspiegel und wirkt ebenfalls entzündungshemmend. Bei den Kräutern sind Koriander und Petersilie meine Favoriten. Wegen ihrer entgiftenden Eigenschaften und ihres milden Aromas streue ich sie gern als Abschluss über viele Gerichte. Die Pflanzen der Minze-Familie, darunter Perilla-Blätter, Shiso und Minze, verwende ich wie Gemüse. Und ich bereite kleine gemischte Portionen Kräuter und Gewürze vor, damit ich sie beim Kochen sofort verwenden kann.

Meine Fertigmischungen für mehr Pflanzenvielfalt

Die drei selbst gemachten Mischungen sind so etwas wie meine persönliche Gewürzauswahl – ich benutze sie täglich.

Anmerkung zu den Rezepten

Gewürze verderben nicht in dem Sinne, dass wir krank werden, wenn wir sie dann zu uns nehmen, aber sie verlieren ihren kräftigen Geschmack, wenn sie nicht mehr ganz frisch sind. Gemahlene Gewürze halten sich ungefähr sechs Monate lang, ungemahlene bis zu fünf Jahre.

Koreanisch inspirierte Salzmischung

ZUTATEN

Zu gleichen Teilen:
Hefeextrakt
Kombu-Algen, im Mörser oder mit einer Gewürzmühle fein gemahlen
Miyeok (*Wakame*-Braunalgen), im Mörser oder mit einer Gewürzmühle fein gemahlen
Rosa Himalaya-Salz

ZUBEREITUNG

Alle Zutaten in ein Gefäß mit Deckel geben und schütteln, bis sie gründlich vermischt sind.

Hefeextrakt enthält viele Aminosäuren, die Bausteine von Proteinen, und ich verwende ihn gern zum Würzen, beispielsweise von Eiern. Mit einer kleinen Menge davon bestreut, bekommt jedes Gericht – Fleisch, Fisch, Nudeln oder Suppe – einen würzigen Pfiff.

Kurkuma-Zimt-Pfeffer-Mischung

ZUTATEN

Zu gleichen Teilen:
gemahlenes Kurkuma
gemahlener Zimt
gemahlener weißer Pfeffer

ZUBEREITUNG

Alle Zutaten in ein Gefäß mit Deckel geben und schütteln, bis sie gründlich vermischt sind.

Ich verwende lieber weißen als schwarzen Pfeffer wegen seines milderen, subtileren Geschmacks – besonders weil ich diese Würzmischung jeden Tag über meinen Tee oder Kaffee streue.

Körnermischung

ZUTATEN

Zu gleichen Teilen:
schwarzer Sesam
weißer Sesam
Kürbiskerne
Sonnenblumenkerne
Chiasamen
Leinsamen

ZUBEREITUNG

Alle Zutaten in ein Gefäß mit Deckel geben und schütteln, bis sie gründlich vermischt sind.

Schwarzen Sesam habe ich in meinem asiatischen Kochkurs kennengelernt. Er enthält reichlich Omega-3-Fettsäuren und Ballaststoffe, genau wie Leinsamen.

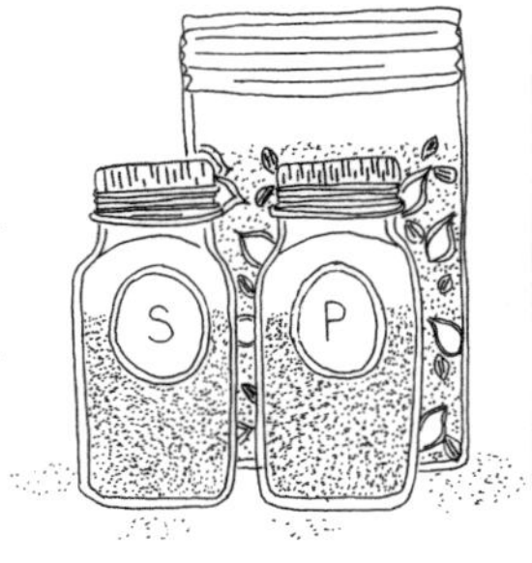

Die Myeolchi-(Sardellen-)Brühe meiner Großmutter

In Korea gilt *Guk*, die Brühe, nicht nur als Trägersubstanz für die übrigen Zutaten, sondern als zentraler Bestandteil jeder Suppe; sie wird immer getrunken, auch bei Ramen-Nudelsuppen. Eine nahrhafte Brühe ist in der koreanischen Kultur ein unglaublich wichtiges Element der Mahlzeiten; niemand würde jemals *Guk* wegschütten.

Diese Brühe ist das Basiselement meines Lieblingsessens, das meine verstorbene Großmutter mir immer kochte: *Doenjang Jjigae* (siehe S. 142). Ihr Geheimnis bestand darin, die getrockneten Zutaten – Sardellen, Shrimps und Shiitake-Pilze – im Mörser zu zerstampfen. Dann teilte sie sie in kleine Portionen und bewahrte sie tiefgekühlt auf, um sie nach Bedarf für ihre Brühe zu nutzen.

Ich mache diese Brühe gern pur und trinke sie aus einer großen Tasse, und ich serviere sie meinen Kindern, wenn sie erkältet sind, damit sie schneller gesund werden. Ich habe das Rezept ein wenig angepasst und gebe *Kombu*-Algen hinein, um es noch nahrhafter zu machen. Außerdem habe ich immer gekaufte Suppenbasis vorrätig, falls mir die Zeit oder die selbst gemachte Version ausgehen sollte.

Anmerkungen zum Rezept

Kombu enthält reichlich Mineralien wie Jod, das für unsere Schilddrüsenfunktion unerlässlich ist, und außerdem viel Vitamin A und C. Diese Algensorte macht jedes Gericht auf natürliche Weise aromatischer und gesünder, deshalb verwende ich sie als Suppenbasis, wann immer es geht.

Sie können auch Suppenbeutel im Voraus machen wie meine Großmutter; tiefgekühlt halten sie sich bis zu sechs Monate.

ZUTATEN

Ergibt ca. 2 Liter
2 große getrocknete Shiitake-Pilze
6 getrocknete Garnelen (optional)
10 bis 12 mittelgroße getrocknete Sardellen
1 Stück *Kombu*-Alge von 5 × 5 cm
Zubehör: wiederverwendbare Suppenbeutel, wenn Sie die Suppe selbst kochen

ZUBEREITUNG

1. Trockenpilze, Garnelen (wenn Sie welche verwenden) und Sardellen im Mörser zerkleinern und in einen Stoffbeutel geben. Stattdessen können Sie auch gekaufte Fertigbrühe verwenden.

2. In einem mittelgroßen Topf die Suppenbasis und die *Kombu*-Alge in zwei Liter Wasser geben. Bei hoher Temperatur zum Kochen bringen, herunterschalten und 20 Minuten köcheln lassen.

3. Den Suppenbeutel und die *Kombu*-Alge vor dem Servieren herausfischen.

Hoedeopbap oder Fisch-Bibimbap

Das ist das Lieblingsessen meines Sohnes, wenn er vom Mannschaftssport zurückkommt. Es enthält viel gesundes Protein, Kohlenhydrate und Fett, außerdem jede Menge Nährstoffe aus den verschiedenen frischen Zutaten. Die koreanische Soße mit der milden Schärfe von *Gochujang* macht dieses Gericht köstlich aromatisch. *Gochujang* gilt auch als diätfreundliches Superfood, weil es viele Proteine, Antioxidantien und Vitamine enthält, aber wenig Fett und Kalorien. Und obwohl es das einfachste »Kochen-unnötig-Rezept« in meinem Werkzeugkasten für Langlebigkeit ist, führt es immer wieder zur gleichen Frage: »Kannst du mir bitte das Rezept geben?«

Anmerkungen zum Rezept

Schwarzer und roter Reis enthalten Antioxidantien, die Anthozyane genannt werden. Sie kommen auch in Blaubeeren, Trauben und Acai-Beeren vor und können das Risiko für Herzerkrankungen und Krebs senken, das Gedächtnis verbessern und die Gesundheit noch anderweitig fördern.

Rogen, reife Fischeier, vom Lachs und von Fliegenden Fischen enthält reichlich gesunde Omega-3-Fette, wirkt entzündungshemmend und stärkt die Hirn- und Herzgesundheit.

ZUTATEN

Für 4 Personen

1 Esslöffel *Gochujang* (Chilipaste)
1 Esslöffel Reisessig
1 Esslöffel Sesamöl
1 Esslöffel Mirin-Reiswein
1 Esslöffel Sojasoße
200 g gekochter Reis (ich mische gern schwarzen, violetten, roten und braunen Reis), warm
250 g frischer Sushi-tauglicher Lachs (nach Geschmack mit anderem Fisch, z. B. Thunfisch, gemischt), in Würfel geschnitten
300 g gemischter Blattsalat (zarter roter Kopfsalat und knackiger Romanasalat), in kleine Stücke geschnitten
4 Perilla-Blätter, gehackt

½–1 Gurke, in streichholzdünne Streifen geschnitten
¼ Karotte, in streichholzdünne Streifen geschnitten
1 Teelöffel Rogen vom Fliegenden Fisch und/oder Lachs
1 Paket geröstete Snack-Algen, in feine Streifen geschnitten
Sesam zum Garnieren

ZUBEREITUNG

1. *Gochujang*, Essig, Sesamöl, Mirin und Sojasoße in einer großen Schüssel verrühren, dann die festen Zutaten – Reis, Fischwürfel, Salat und Perilla-Blätter – vorsichtig unterheben, bis alles gut vermengt ist.

2. Die Gurken- und Karottenstreifen darüber verteilen. Erst mit dem Fischrogen, dann mit den Algenstreifen und dem Sesam bestreuen. Sofort servieren.

Die Ernährungspyramide der asiatischen Tradition

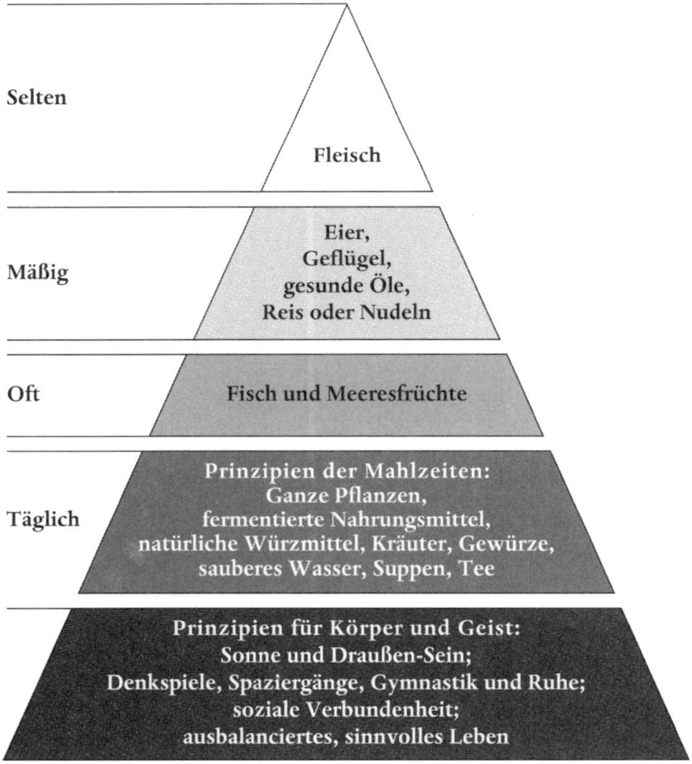

Die Ernährungspyramide der asiatischen Tradition

Als ich begann, auf diese andere, neue Weise zu kochen und zu essen, dachte ich gründlicher über die einstigen Grundzutaten meines Essens nach – und darüber, wie sie sich durch meine Reisen verändert hatten. Ich erfuhr, dass eine gemeinnützige Organisation namens Oldways, die sich mit Ernährung befasst, die »Asiatische Ernährungspyramide« entwickelt hat, zusammen mit dem China-Cornell-Oxford Project zur Ernährungsforschung und der Harvard School of Public Health. Wie die mediterrane Ernährungspyramide zeigt die asiatische Version, dass traditionelle Küchen als Modelle für gesundes Essen dienen können, was sich an den geringen Raten chronischer Erkrankungen in bestimmten Weltregionen ablesen lässt. Für mich waren Berichte über diese traditionellen Essgewohnheiten eine inspirierende Informationsquelle auf meinem Weg zu einer neuen Lebensweise. So passte ich die Oldways-Version an das an, was ich in Asien persönlich beobachtet hatte, und bezog beispielsweise Konzepte wie die »Ganze Pflanze« und natürliche Würzmittel ein.

Aber Essen ist nur eine Ergänzung der anderen Aspekte eines gesunden Lebensstils. Bis heute enthält die offizielle koreanische Ernährungspyramide als Fundament tägliche Aktivitäten für Körper und Geist sowie gemeinschaftliches Erleben. Für alle, die nach dem Prinzip »Essen ist Medizin« leben, sind unsere Nahrungsmittel nur ein Teil des Ganzen. Ebenso wichtig ist Ausgewogenheit in der Art, wie wir unser Essen zubereiten und konsumieren und wie es unseren Körper stärkt. Aus der Perspektive der fernöstlichen Philosophie hat Balance viele Gesichter.

Als Teil meiner Ausbildung in asiatischer Ernährung belegte ich einen Kochkurs bei der Black Sesame Kitchen in Peking, wo unsere Lehrerin Sophie uns zu meiner Überraschung beibrachte, dass

Stressmanagement und Ausgewogenheit essenzielle Bestandteil des gesunden Essens für ein langes Leben sind. Im östlichen Denken spielt Ausgewogenheit eine vielfältige Rolle. **Zu einer ausgewogenen Mahlzeit gehört beispielsweise ein bunter, der Jahreszeit entsprechender Teller mit den fünf bekannten Geschmacksrichtungen: bitter, süß, sauer, salzig und würzig.** (In der Ayurveda-Küche gibt es noch zwei weitere: scharf und herb.) Lebensmittel werden außerdem wegen ihres ernährungsmedizinischen Werts konsumiert, um Ungleichgewichte im Körper zu korrigieren.

Sophie erklärte uns, dass Ausgewogenheit auch durch unsere körperlichen Aktivitäten im Lauf eines Tages entsteht: Schlaf, Ruhe, Stressbewältigung und tägliche Bewegung. Das Hormonsystem unseres Körpers – ein Netzwerk von Drüsen, die Hormone zur Regulierung von Stoffwechsel, Wachstum und Entwicklung produzieren – wird durch Bewegung aktiviert. Dazu gehören die Kraft und Beweglichkeit, die Hundertjährige aufbauen, indem sie sich in einer einzigen Bewegung erheben, nachdem sie am Boden gehockt haben – ein Leben im Sitzen deaktiviert dieses System.

In der traditionellen asiatischen Ernährung kommt Ausgewogenheit auch bei den Arten von Lebensmitteln ins Spiel, die wir zu uns nehmen. Schon seit Langem essen die Menschen in Asien glutengesättigte Nudeln und weißen Reis mit hohem glykämischem Index, und das ohne negative Auswirkungen auf ihre Gesundheit. Der Schlüssel liegt in der Ausgewogenheit und Mäßigung. Es geht nicht um die Nudeln oder den Reis; sie sind nur Beilagen, die in kleinen Portionen zu nähr- und ballaststoffreichen, weitgehend pflanzlichen Mahlzeiten serviert werden. Studien haben gezeigt, dass die Auswirkungen hochglykämischer, entzündungsfördernder Lebensmittel abgemildert werden können, wenn man sie mit ihrem Gegenteil kombiniert – niedrigglykämischen, entzündungshemmenden Lebensmitteln – wie bei einer kleinen Portion weißem Reis mit Kimchi und anderem Gemüse.

Vom lebens-verändernden Nutzen des Gehens

»Gehe nach jeder Mahlzeit 100 Schritte,
und du wirst 99 Jahre alt.«
Altes chinesisches Sprichwort

Kaum war ich von meiner Koreareise nach Hongkong zurückgekehrt, brach die Coronapandemie aus. Monatelang waren wir drinnen eingesperrt; sämtliche Fitnessstudios blieben geschlossen, und viele Menschen arbeiteten von zu Hause aus. Um trotz der sozialen Distanzierung gesund zu bleiben, beschloss ich, etwas Einfaches, aber für mich Neues auszuprobieren: Wie die Hundertjährigen würde ich jeden Tag Spaziergänge unternehmen.

Ich gewöhnte mir an, nach den Mahlzeiten zum nahe gelegenen Strand hinunterzugehen und dem beruhigenden Rauschen der Wellen zu lauschen. Morgens machte ich mich im allerersten Sonnenlicht auf den Weg, dann noch einmal bei Sonnenuntergang und zuletzt spätabends, um mit kindlichem Staunen den sternglänzenden Nachthimmel zu betrachten. Wenn ich mehr Zeit hatte, stieg ich über Steintreppen zu verstecken Pfaden und Wäldern voller alter Banyan-Bäume mit dürren Wurzeln hinauf, in denen der süße Duft von Moos und tropischen Blüten durch die Luft zog. Hin und wieder hörte ich einen Chor quakender Frösche, eine Fledermaus strich über meinen Kopf, oder es tauchten plötzlich eine Eule, ein Wildschwein oder eine Schleichkatze auf. Diese wilden Tiere erinnerten mich an die Pracht der Welt, in der wir leben. Ich hielt inne, um alles wahrzunehmen, von den Marienkäfern unter bis zu den Schmetterlingen über mir. Alles, was den Menschen wichtig erscheint, verlor angesichts der schlichten Schönheit der freien Natur seine Bedeutung. Bei diesen Spaziergängen fühlte ich mich achtsam und lebendig, verbunden mit der Natur wie nie zuvor.

In Hongkong – genau wie in Seoul oder Ogimi – gehen viele Menschen gern wandern. Eine in der Zeitschrift *Nature* veröffentlichte Studie der Universität Stanford untersuchte Smartphone-Daten an 95 Tagen und ermittelte, dass die Menschen in Hongkong mehr zu Fuß gehen als irgendwo sonst auf der Welt: durchschnittlich fast 7000 Schritte pro Tag[23], was ungefähr einer Stunde Gehen entspricht. Seitdem wird die Langlebigkeit in Hongkong mit den dortigen Gehgewohnheiten in Verbindung gebracht. Mittlerweile zeigen Studien, dass unser Risiko, vorzeitig zu sterben, umso stärker sinkt, je mehr wir zu Fuß gehen. Die Todesrate fällt um mindestens die Hälfte, wenn Erwachsene über sechzig ihre Schrittzahl auf 6000 bis 8000 erhöhen, Erwachsene unter sechzig auf 8000 bis 10 000.

Spaziergänge nach dem Essen sind ein besonders wirksamer Weg zu mehr Wohlbefinden, weil durch das Gehen ein Emporschießen des Blutzuckerspiegels abgemildert wird (das kommt vor, wenn sich nach dem Essen Glukose im Blut ansammelt, und kann zu Gewichtszunahme, Diabetes und Herzerkrankungen führen). Laut einer Studie, die 2022 in der Zeitschrift *Sports Medicine* erschien, sinkt der Blutzuckerspiegel nach dem Essen um 17 Prozent, wenn man einen leichten Spaziergang von zwei bis fünf Minuten unternimmt, anstatt sitzen zu bleiben.[24] Die US-amerikanische Diabetesgesellschaft empfiehlt etwas längeres Gehen – nach dem Essen zehn Minuten – zur Senkung des Blutzuckerspiegels.

Gehen nützt auch dem Gehirn. Eine 2022 im *Journal of Alzheimer's Disease Reports* veröffentlichte Studie zeigte, dass dreißigminütige Spaziergänge viermal wöchentlich schon nach zwölf Wochen verbesserte neuronale Verbindungen und Gedächtnisleistungen bewirkten, sowohl bei kognitiv gesunden als auch bei kognitiv eingeschränkten älteren Menschen.[25] Die Gewohnheit täglicher Spaziergänge hat meinen Stoffwechsel beträchtlich verändert; ich kann mein Idealgewicht besser halten als mit jeder anderen Form von Bewegung.

Im Freien zu sein stärkt auch unsere natürlichen Körperfunktionen. Evolutionär sind wir darauf programmiert, uns bei Sonnenschein draußen aufzuhalten, und nachts im Dunkeln zu Hause im Bett zu liegen. Studien belegen, dass wir mindestens zwei Stunden pro Tag bei hellem natürlichem Licht im Freien verbringen sollten, um Kurzsichtigkeit zu verhindern und weit entfernte Objekte besser zu sehen.[26] In der Sonne im Freien zu Fuß zu gehen – und sogar der bloße Anblick und Klang von Wasser an einem sonnigen Tag – kann die Ausschüttung des Hormons Serotonin im Gehirn fördern, das die Stimmung hebt und uns ein Gefühl von Ruhe und Konzentration gibt. Nachts regt Dunkelheit das Gehirn dazu an, Melatonin, ein anderes Hormon, zu produzieren, das uns besser schlafen lässt.

Ein Spaziergang im Freien ist eine der besten Formen von Bewegung. Er ist kostenlos, benötigt keine Ausrüstung und ermöglicht es uns, Verbindung mit der Natur aufzunehmen, selbst wenn wir nur durch die Stadt gehen und dabei die jahreszeitlichen Veränderungen der Bäume oder den Klang von Wasser wahrnehmen. Abends nach dem Essen eine halbe oder ganze Stunde spazieren zu gehen, kombiniert mit anderen kurzen Gängen tagsüber, hält mich auf dem für mich optimalen Energie- und Fitnessniveau. Außerdem passt es perfekt in meinen Tagesablauf.

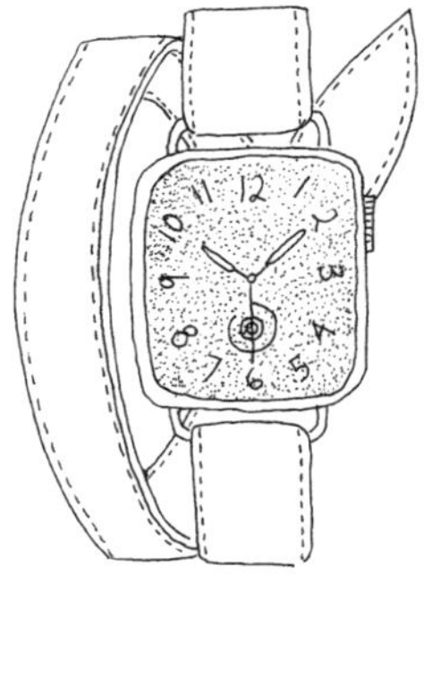

In Seoul war ich sehr davon beeindruckt, wie fußgängerfreundlich diese Stadt ist. Verschiedene Aspekte der »Smart City« fördern das Gehen, beispielsweise ihr bemerkenswerter öffentlicher Nahverkehr. Die unkompliziert zu nutzenden hochmodernen U-Bahnen sind komplett von Glastüren umschlossen, um die Gleise sauber zu halten und Personenunfälle zu verhindern. So scheint das Verkehrssystem von Seoul direkt mit der Zahl der Hundertjährigen in dieser Stadt zusammenzuhängen und diese gesund und munter zu halten. Ebenso eindrucksvoll sind das öffentliche WLAN, das praktisch überall in Seoul verfügbar ist, auch in den Bahnen, und die Souveränität, mit der auch ältere Menschen diese Technik anwenden, um die Nutzung von Transportmitteln und Fußwege zu planen. Während ich unter Ginkgo-Bäumen durch die Straßen von

ALLTÄGLICHE METHODEN, UM MEHR ZU GEHEN

- Verwenden Sie einen einfachen Schrittzähler oder eine Smartwatch.
- Setzen Sie sich ein tägliches Bewegungsziel. Ich fing mit einem bescheidenen Tagesziel an und steigerte es allmählich, sobald ich Fortschritte machte.
- Sehen Sie Besorgungen und Hausarbeit wie Staubsaugen als Fortschritte auf dem Weg zu Ihrem Bewegungsziel. Selbst kleine Dinge wie der Gang zum Lebensmittelladen mehren Ihre Schrittzahl, was mir mittlerweile einen Dopamin-Kick liefert und mich für das Erreichen dieses kleinen Ziels belohnt.
- Wenn Sie in einer Großstadt wohnen, steigen Sie eine Haltestelle zu früh aus oder verlassen Sie den Aufzug eine Etage zu früh und gehen Sie den restlichen Weg zu Fuß.
- Tun Sie beim Gehen etwas, das Ihnen Spaß macht – hören Sie Musik oder einen Podcast oder telefonieren Sie mit jemandem.
- Unternehmen Sie Spaziergänge mit Familienmitgliedern, Freunden oder anderen geliebten Menschen.

Seoul spazierte, merkte ich, dass diese die gleiche herrlich gelbe Herbstfärbung hatten wie die im New Yorker Central Park oder in Hongkong. Ginkgo-Bäume werden wegen ihrer Widerstandsfähigkeit gegen Umweltverschmutzung oft in Städten gepflanzt, aber sie enthalten auch wertvolle medizinische Inhaltsstoffe und liefern Tee, der die Durchblutung und das Gedächtnis fördert. Ginkgos sind Symbole für Langlebigkeit und Wohlstand, wie Glücksbringer für alle Vorbeikommenden. Sie können Hunderte, ja Tausende von Jahren alt werden und lassen jeden Herbst ihre einzigartig fächerförmigen Blätter zu Boden kreiseln, wo sie ein goldenes Meer bilden.

WASSER

Ssukgat gedeiht in fruchtbarer, feuchtigkeitsspendender Umgebung. Wasser schlechter Qualität kann verantwortlich sein für langsames Wachstum, Verfärbungen und, in einigen Fällen, für eine kürzere Lebensdauer. Klares Wasser verbessert das Wachstum. Wasser spendet Leben.

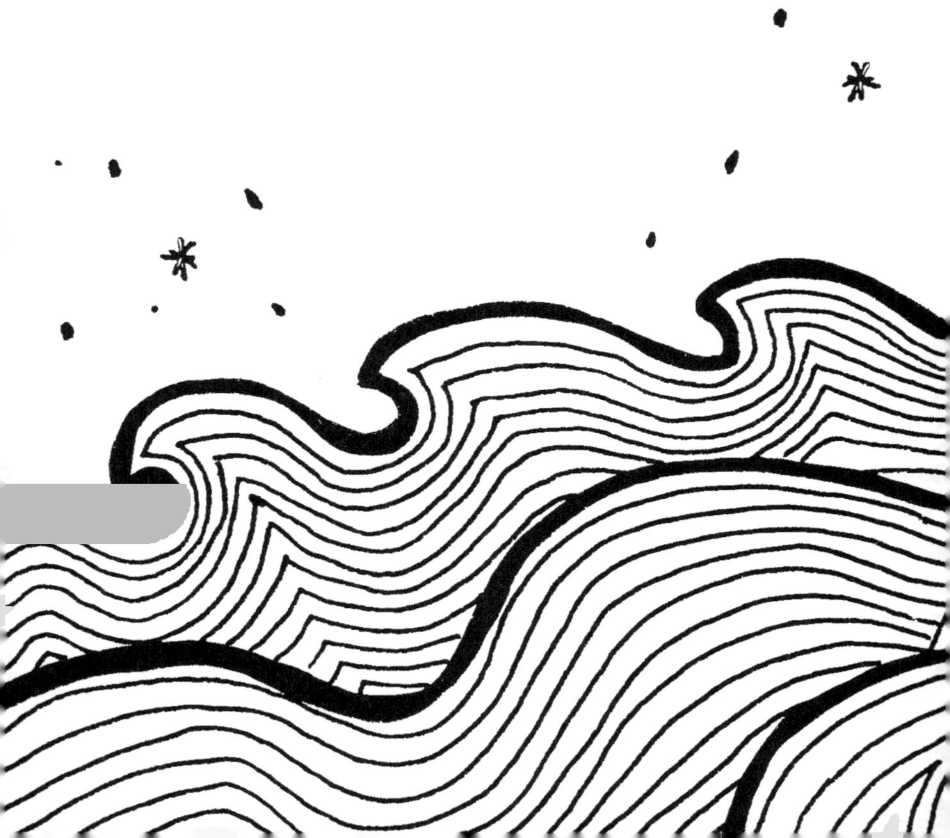

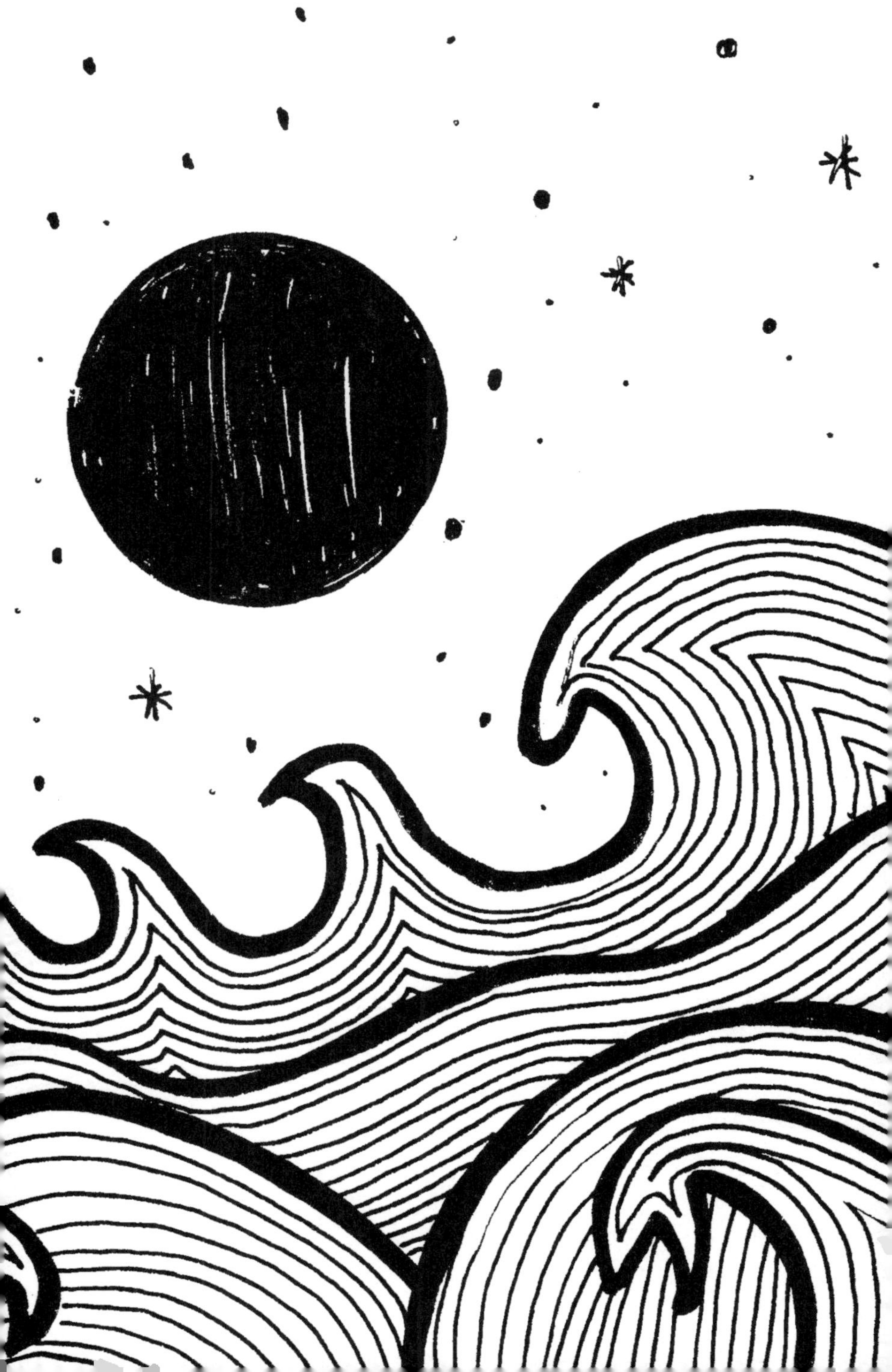

Haenyeo: Hüterinnen des Meeres

»Ieodo sana, ieodo sana, ieodo sana. Wohin gehen, wohin rudern? Alle an Bord zu den Tiefen der See. Wo meine Mutter mich gebar. Wusste sie, dass Tauchen mein Schicksal sein sollte?«
Lied der *Haenyeo*

Achtzig Kilometer südlich der koreanischen Halbinsel liegt eine windige kleine Insel namens Jeju, in deren Mitte ein erloschener Vulkan schlummert. Jeju wurde vor zwei Millionen Jahren im Feuer geboren – es entstand durch Vulkanausbrüche, die eine fast außerirdische Landschaft aus Schmelzgestein schufen. Die Menschen dort lieben das kristallklare Wasser der Insel und ihre wilde, ungezähmte Natur, die größtenteils von Menschen unberührt ist. Seit Jahrhunderten arbeiten auf Jeju Frauen als Taucherinnen, die sogenannten *Haenyeo.* Sie tauchen an der Küste nach Meeresfrüchten und leben von deren Verkauf.

Diese Wassernixen tauchen ohne Sauerstofftanks in Tiefen von bis zu zwanzig Meter hinab und haben nur eine einfache Ausrüstung dabei: die typischen orangeroten Bojen, grüne Netze, kleine Harpunen zum Erlegen von Fischen, Sicheln zum Schneiden von Seetang und lange Hacken, mit denen sie Abalone-Muscheln von den Felsen ablösen. Wenn sie an Land zurückkehren, sind ihre Netze mit Delikatessen aus dem Meer gefüllt: Abalone-Muscheln, Meeresschnecken, Seeigeln, Tintenfischen und seltenen Algensorten wie *Hijiki*. Die *Haenyeo* tauchen bis zu sieben Stunden pro Tag und halten dabei den Atem an. Beim Auftauchen atmen sie mit einem einzigartigen Pfeifen aus, das *Sumbisori* genannt wird. Wenn man Jeju bereist und zufällig – wie ich – Pfeifgeräusche über den Wellen hört, sind das *Haenyeo*, die sich auf diese Weise verständigen wie verspielte Delfine im Meer.

Selbst für körperlich durchtrainierte Menschen ist es extrem anstrengend, Meeresfrüchte auf diese Weise zu ernten. Immer wieder im kalten Wasser für längere Zeit in große Tiefen hinabzutauchen kann zu Dekompressionsverletzungen, Herzinfarkten und sogar zum Tod führen. Außerdem müssen die *Haenyeo* mit Gefahren wie Quallen, Unwettern und Haien fertigwerden. Aber diese Frauen trotzen allen Vorurteilen darüber, was physisch machbar ist – insbesondere angesichts der Tatsache, dass ihr Durchschnittsalter über sechzig Jahre beträgt und die ältesten schon über achtzig sind. Nur die älteren Taucherinnen auf Jeju sind lange genug dabei, um das nötige Durchhaltevermögen für diesen Beruf zu entwickeln. Sie beginnen im Alter von elf Jahren mit der Ausbildung und tauchen im Lauf der Zeit in immer größere Tiefen, selbst als Schwangere. Die ältesten *Haenyeo* sind die Matriarchinnen der Insel, standhafte Vertreterinnen ihrer Tradition. Der Rollentausch begann im 17. Jahrhundert, als die Frauen ihre Familien ernähren mussten, weil viele Männer als Tiefseefischer oder im Krieg ums Leben gekommen waren. Angeblich sind die Frauen auch wegen ihrer größeren Fettreserven besser in der Lage, das kalte Wasser zu ertragen.

Als ich noch klein war, kannte ich die *Haenyeo* aus Büchern und Geschichten wie Märchenfiguren. Sie wurden für ihre Zähigkeit und ihre anspruchsvolle Arbeit verehrt und wie Kriegerinnen dargestellt, mit zerfurchten Gesichtern, gebräunt und salzverkrustet vom Leben im Meer. Als ich nach Jeju reiste, um sie mit eigenen Augen zu sehen, hätte ich mir keinen größeren Kontrast zu den sanften, mädchenhaften Idolen der K-Pop-Kultur vorstellen können. Die *Haenyeo*, die ich kennenlernte, strahlten eine stoische Erhabenheit aus. Sie sind zu Symbolen für die koreanische Widerstandskraft in schweren Zeiten und zu ungewollten Beschützerinnen der Meere geworden.

Auf den ersten Blick könnte man die *Haenyeo* für brüsk oder hektisch halten. Jedenfalls war das mein anfänglicher Eindruck, als ich versuchte, sie anzusprechen. Wenn sie tauchen, ist keine Zeit für Leichtherzigkeit – es geht um ihr Leben. Diese Frauen leben in einer abgeschlossenen Subkultur, einer eng verbundenen Gemeinschaft, die von den einzigartigen, zusammen durchlebten Schwierigkeiten und Erfahrungen des Lebens am Meer geeint wird. Viele von ihnen haben sich diese Lebensform nicht ausgesucht, sondern wurden hineingeboren. Aber sie haben einander und ihre besondere Schwesternschaft als Rückhalt. Die Frauen der *Haenyeo*-Gemeinschaft halten rituelle Versammlungen rings um ein großes Holzfeuer ab, um Gruppenentscheidungen zu treffen, Wissen weiterzugeben, Geschichten zu erzählen und Kleidung zu tauschen, während sie sich an den Flammen wärmen. Sie arbeiten zusammen, wenn sie ihre Meeresernte sammeln, trocknen und verkaufen. Sie hüten die Kinder ihrer Kolleginnen, während diese tauchen. Wenn sie das Tauchen altersbedingt aufgegeben haben, arbeiten sie gemeinsam in einfachen *Hoetjips* – auf rohen Fisch spezialisierten Restaurants, in denen schlichte Gerichte aus dem *Haenyeo*-Fang des jeweiligen Tages serviert werden, darunter Abalone-Reisbrei oder Seegurken mit Essig.

Als ich mich abwandte, um die *Haenyeo* ihrer Arbeit am Ufer zu überlassen, hörte ich sie lachen. Dann begannen sie, ein Lied zu singen, dessen schlichter, freudiger Klang meine Seele zutiefst berührte.

Hüterinnen des Meeres

Die Insel Jeju ist traditionell für ihr glasklares Wasser bekannt; inzwischen müssen die *Haenyeo* aber immer öfter tauchen, um Müll aus dem Meer zu fischen, darunter Plastik, Fischernetze und Müll. Heute gibt es noch 4300 *Haenyeo*, in ihrer Blütezeit zählten sie 15 000. Viele Fachleute glauben, dass die aktuelle Generation die letzte sein wird, weil die jungen Frauen in die Städte abwandern und der Arbeitsplatz Meer von der Umweltverschmutzung zerstört wird. Um das marine Ökosystem zu erhalten, ernten die *Haenyeo* auf nachhaltige Weise – sie setzen Schnecken- und Abalone-Nachwuchs aus und jäten Seegras, um freie Felsflächen für die Muscheln zu schaffen. Durch strenge Regeln haben sie festgelegt, wann, wo und in welcher Größe Abalone und andere Meerestiere gesammelt werden dürfen. So werden Laichzeiten ausgespart und die Gefahren der Überfischung vermieden, um die Bestände nachhaltig zu nutzen. Die *Haenyeo* haben den Namen wahrhaft verdient, der ihnen verliehen wurde – als »Frauen des Meeres« wachen sie wie Mütter über die Lebenskraft dieser Unterwelt.

Bei meinem Besuch auf Jeju konnte ich dank der Familie Hwang, die auf der Insel einen Biohof, eine Wellness-Praxis und ein Farm-to-table-Restaurant betreibt, den frischen Fang der *Haenyeo* kosten. Die Familie arbeitet mit den *Haenyeo* zusammen, um den Ozean zu schützen und ein Leben im Einklang mit der Natur zu fördern. Im Restaurant werden nur natürliche, chemiefreie Zutaten verwendet, um Spezialitäten wie die hausgemachten fermentierten Würzmittel herzustellen: *Jangs*, zwölf Jahre gereifter Kimchi, selbst produzierte Weine, Tees und Tofu. Frau Hwang, die Chefköchin, und ihre Tochter Jiwon leiten die Küche, während Tochter Nabee (deren koreanischer Name passenderweise »Schmetterling« bedeutet) eine Ausbildung in traditioneller chinesischer Medizin absolviert hat. Herr Hwang und Nabee pendeln regelmäßig zwischen Jeju, Seoul und den USA hin und her, um Informationen für ihre Küche zu sammeln, die auf dem koreanischen Prinzip *Yak Sik Dong Won* beruht, Essen als Medizin. Die Familie hat sich die Insel vor allem deshalb als Wohnort ausgesucht, weil ihr sauberes, mineralstoffreiches Wasser heilende Qualitäten hat. Als Herr Hwang mir das erzählte, fiel mir wieder ein, dass mein Vater immer von Jeju als einem Traumland mit üppiger Natur gesprochen hat.

Die Hwangs eröffneten ihre Wellness-Praxis und ihr Restaurant, nachdem Herr Hwang an Typ-2-Diabetes erkrankt und auf einem Auge erblindet war. Nach dieser gesundheitsbedingten Krise wurde er allmählich zum Experten für Lebensmittel und Ernährungstherapie. Er befasste sich mit der Funktion und den medizinischen Eigenschaften verschiedener Nahrungsmittel; seine Frau lernte, wie man sie zubereitet, und servierte sie ihm. Herrn Hwangs Geschichte ist inzwischen so bekannt, dass er in Korea als persönlicher Ernährungsberater konsultiert wird. Er gilt gewissermaßen als Meister der Selbstheilung und hat selbst Meisterköche wie Hooni Kim beraten, der als erster Koch in Korea mit einem Michelin-Stern ausgezeichnet wurde. Bis heute besucht Hooni Herrn Hwang mindestens einmal im Jahr, um mehr über dessen naturnahen Ansatz zu lernen. Er nennt Herrn Hwang *Seung Seng Nim*, seinen Lehrer, und sieht ihn als Inspiration für seine Koch- und Lebensphilosophie.

Als ich Herrn Hwang auf Jeju besuchte, staunte ich über das, was er aufgebaut hat. Zur Hintergrundmusik der rauschenden Wellen im nahen Ozean schaute ich seinen rotwangigen Enkeln zu. Sie tobten durch den wunderschönen Garten, der seine Fruchtbarkeit dem klaren Wasser und der frischen Luft von Jeju verdankt. Ich streifte durch das Restaurant und die Teestube, die wie ein Museum für die traditionelle Weisheit Koreas wirkten. Die Wände waren mit koreanischer Volksmalerei, handbemalter koreanischer Keramik und in Flüssigkeit eingelegten heilkräftigen Wurzeln wie rotem Ginseng und *Doraji* (Ballonblumen) geschmückt. Ich hatte sofort das Gefühl, mich in einem Raum der Entgiftung und Heilung zu befinden.

»Warum interessieren Sie sich so für Koreas alte Traditionen?«, fragte Herr Hwang. Diese Frage hörte ich auf meinen Reisen immer wieder – es überraschte die Menschen, dass jemand aus der jüngeren Generation noch etwas über Koreas Vergangenheit wissen wollte. Herr Hwang und ich unterhielten uns bei einer Tasse Tee und entdeckten dabei diverse Parallelen in unseren Heilungsgeschichten, was ihn zu freuen schien. Trotz aller äußerlichen Unterschiede hatten wir beide beschlossen, selbst die Verantwortung für unsere Gesundheit zu übernehmen, und gelernt, uns durch ganzheitliches Essen und die Nähe zur Natur selbst zu heilen. Außerdem hatten wir beide den gleichen positiven Aspekt unserer Gesundheitskrisen entdeckt: Aus unseren negativen Erfahrungen war eine neue Philosophie des guten Lebens entstanden. Obwohl wir uns gerade erst kennengelernt hatten, fühlten wir uns sofort verbunden, weil wir uns beide der Selbstfürsorge und der Heilung durch Essen verschrieben hatten. Ich war begeistert, als Herr Hwang mich dazu einlud, ihn noch ein zweites Mal in Jeju zu besuchen.

Durch die Arbeit der Familie Hwang und ihre Kooperation mit lokalen Produzenten wie den *Haenyeo* ist auf Jeju ein nachhaltiges Ökosystem entstanden, in dem das Beste angeboten wird, was die traditionelle Küche auszeichnet. Man verwendet das, was die Natur liefert, und entnimmt nur so viel, wie gebraucht wird, um Mahlzeiten aus natürlichen Zutaten in ihrem besten, nährstoffreichsten Zustand zuzubereiten. All das erinnert uns daran, wie wir unseren Körper heilen und ernähren können, und zwar auf nachhaltige Weise.

Algen: nahrhafte Schätze aus dem Meer

In den Tiefen des Meeres hegen und pflegen die *Haenyeo* einen üppigen, versteckten Unterwasserwald aus Seetang. Diese Großalgen entsprechen den Wäldern an Land. Genau wie Bäume nutzen sie die Energie des Sonnenlichts, um CO_2 zu absorbieren und das Leben im Meer zu ernähren. Algen können so winzig sein wie einzelliges Phytoplankton, aber auch verschlungene Pflanzensysteme von bis zu fünfzig Meter Länge bilden. Sie werden zwar oft übersehen, stellen aber eine ergiebige, extrem nachhaltige und überaus nährstoffreiche natürliche Ressource dar. Diese Pflanzen produzieren die Hälfte des Sauerstoffs auf der Erde und enthalten zahlreiche Mineralien und Nährstoffe, die sie aus dem umgebenden Meerwasser beziehen.

Algen gehören zur Alltagskost von Hundertjährigen in ganz Asien und stellen den Kern der *Haenyeo*-Küche dar. Die Wissenschaft beginnt gerade erst, ihren vielfältigen gesundheitlichen Nutzen zu erforschen. Sie enthalten viel Protein, lösliche Ballaststoffe (die verdauungsfördernd wirken) und gesunde Omega-3-Fette. Außerdem können sie die Insulinresistenz verbessern, Gewichtszunahme verhindern, das Wachstum von Krebszellen hemmen, die geistige Klarheit fördern und den Cholesterinspiegel, den Blutdruck sowie das Risiko für Herz- und Schilddrüsenerkrankungen senken. Schon zwei Esslöffel *Miyeok* (*Wakame*-Braunalgen) liefern beispielsweise bis zu 28 Prozent des Tagesbedarfs an Jod, Mangan, Folat, Natrium, Magnesium, Kalzium, Eisen, Kupfer, Phosphor und Vitamin A, C, E und K. Außerdem sollen Algen Cellulite und Wassereinlagerungen reduzieren, Giftstoffe aus dem Körper schwemmen und Entzündungen sowie Alterserscheinungen der Haut mildern.

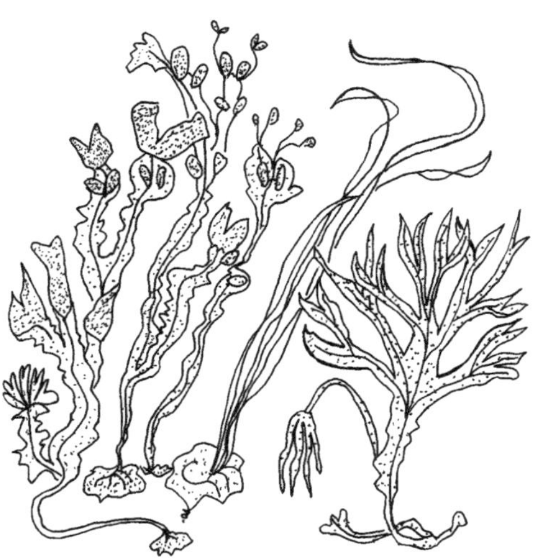

In Japan und Korea bestehen 75 Prozent des Konsums an Meerespflanzen aus *Miyeok* (Wakame-Braunalgen) und *Nori* (die roten oder schwarzen Algen, die für Sushi verwendet werden). Es gibt aber auch zahlreiche weitere Meeresgemüsesorten, die sehr nahrhaft sind und Ihren Gerichten ein köstliches Umami-Aroma geben:

- **Braunalgen (Meer/Salzwasser):** *Miyeok* (oder *Wakame*), *Kombu*, *Mozuku*
- **Rotalgen (Meer/Salzwasser):** *Nori*, *Dulse* (Lappentang)
- **Grünalgen (Meer/Salzwasser):** Meerestrauben, Meersalat
- **Blaualgen (Süßwasser):** Spirulina, Chlorella

In asiatischen Lebensmittelgeschäften werden Algen meist getrocknet verkauft; vor dem Kochen weicht man sie ein. In der Küche sind sie vielfältig verwendbar: als Umhüllung für Sushi-Rollen oder »Sushi-Burritos«, als milder Aromaspender für Brühen, als Pulver zum Bestreuen von Suppen, Salaten und anderen Gerichten, als Snack in Form knusprig gerösteter Blätter oder pur als würzige Beilage. Es gibt sogar kalorienarme, kohlenhydrat- und glutenfreie Nudeln aus Kelp, einer bestimmten Art von Seetang. Diese dünnen, durchscheinenden Nudeln nehmen Aromen gut an und eignen sich in Pfannen- oder Ramen-Gerichten gut als Ersatz für traditionelle Nudeln.

Jede Algensorte hat ihre besonderen Stärken und ihren eigenen spezifischen Geschmack. Wenn rote *Dulse* in der Pfanne angebraten werden, entwickeln sie ein würziges, an Speck erinnerndes Aroma. *Mozuku*, eine Alge aus Okinawa mit seinen vielen Hundertjährigen, wird üblicherweise als würzig-glitschige, mit Essig gewürzte Beilage serviert; sie hat den höchsten Gehalt an Fucoidan (ein Polysaccharid, das in vielen Braunalgen vorkommt und mit Krebsvorbeugung in Verbindung gebracht wird). Meerestrauben aus Okinawa, die aussehen wie grüne Miniaturversionen ihrer

Namenspatinnen, gehören wegen ihres einzigartigen, intensiven Umami-Geschmacks zu den Lieblingsgerichten meines Sohnes. *Kombu*, die zäheste und dickste Alge, enthält am meisten Jod, ungefähr 95-mal so viel wie *Nori*, und außerdem ein Enzym, das Bohnen leichter verdaulich (und weniger blähend) macht, indem es ihre Zuckermoleküle aufspaltet; für viele asiatische Suppen ist *Kombu* eine Kernzutat. *Nori* und Meersalat liefern große Mengen an bioverfügbarem Eisen. Unter den Süßwasseralgen sind Spirulina und Chlorella beliebt als eisen- und Vitamin-B-haltige pflanzliche Nahrungsergänzungsmittel, die in Pulverform über Smoothies und Mahlzeiten gestreut werden können.

Miyeokguk (Algensuppe, koreanische Geburtstagssuppe)

Wie die meisten koreanischen Babys begegnete ich Algen zum ersten Mal in Form von *Miyeokguk*, einer nahrhaften Brühe aus Braunalgen (auch *Wakame* genannt), am Tag meines *Baek-Il*-Hunderttagesfests. Die Tradition, diesen Meilenstein zu feiern, entstand im 18. Jahrhundert, als die Überlebensrate bei Kleinkindern sehr niedrig war. Damals war es üblich, dass Mutter und Kind an diesem Tag zum ersten Mal ins Freie begleitet wurden; er galt als Zeichen dafür, dass beide das erste Jahr nach der Geburt überstehen würden. Koreanische Volkssagen berichten, dass Wale nach einer Geburt heilende Algen fressen. Auch menschlichen Müttern wurden einst im Wochenbett Algen serviert, deren entgiftende Eigenschaften sie zum idealen Stärkungsmittel machten.

Nachdem ich selbst Mutter geworden war, machte ich diese traditionelle koreanische Suppe zum festen Bestandteil meiner Ernährung, um die Nährstoffe zurückgewinnen, die ich bei den Geburten meiner Kinder verloren hatte. Ich wollte mich schnell erholen und meine Kinder im ersten Lebensjahr stillen können. Seitdem koche ich *Miyeokguk* oft zu Hause, wie es in vielen koreanischen Familien gepflegt wird. Sie heißt auch »Geburtstagssuppe«, weil sie uns an den Tag erinnern soll, an dem unsere Eltern uns das Leben schenkten; so ist diese Suppe ein Weg, den Vorfahren Dank und Respekt zu erweisen.

ZUTATEN

Für 1 Person

ein 3-cm-Stück getrocknete *Miyeok*-Braunalge *(Wakame)*

1 Teelöffel Sesamöl

2 Teelöffel fein gehackter Knoblauch

30 g Rinderbrust aus Weidehaltung, in kleine Stücke geschnitten (optional)

100 ml Wasser

1 Esslöffel *Gukganjang* (koreanische Sojasoße für Suppen) oder andere natürlich fermentierte Sojasoße

Senfpulver (optional)

ZUBEREITUNG

1. Die getrocknete *Miyeok*-Alge 10 Minuten in einer Schüssel mit zimmerwarmem Wasser einweichen. Herausfischen und mit einer Küchenschere in mundgerechte Stücke schneiden. Das Einweichwasser zum Kochen aufbewahren; es ist sehr nährstoffreich.

2. Das Sesamöl mit dem Knoblauch bei mittlerer Temperatur in einem Topf erhitzen. Das Rindfleisch – wenn Sie welches verwenden – in den Topf geben und 2 Minuten leicht anbräunen. Die Algenstücke dazugeben.

3. Die Einweichbrühe und 100 ml Wasser in den Topf gießen, bei hoher Temperatur aufkochen lassen und dann herunterschalten, bis die Suppe nur noch leise köchelt. Ohne Deckel 20 Minuten köcheln, bis das Fleisch zart und die Brühe milchig ist.

4. Vom Herd nehmen. Vor dem Essen nach Geschmack mit Senfpulver bestreuen.

Sumbisori: Der heilsame Atem der Haenyeo

Die *Haenyeo* sind ein Musterbeispiel für Menschen, die im Einklang mit der Natur und von der Natur leben. Ohne jede Tauchausrüstung verlassen sie sich auf die Fähigkeit ihres Körpers, vor jedem Tauchgang einen natürlichen Luftvorrat zu speichern, selbst im Alter. Damit das sicher vonstattengeht, verwenden die Frauen eine uralte, einfache Atemtechnik, die von Generation zu Generation weitergegeben wird. Sie ermöglicht es ihnen, ihre Lungenkapazität und Körperkraft zu steigern, um sich gegen die Gefahren der wiederholten Tauchgänge zu wappnen. Diese Atemtechnik wird *Sumbisori* genannt; sie hilft den Taucherinnen durch rhythmisches Einatmen und pfeifendes Ausatmen dabei, lange unter Wasser zu bleiben.

Sumbisori ist auch von entscheidender Bedeutung für das Überleben und Gedeihen der *Haenyeo* als Gemeinschaft. Im Wasser nutzen sie *Sumbisori*, um Kontakt zu halten und miteinander zu kommunizieren. Auch an Land bleibt ihre Bindung bestehen; sie teilen Verantwortung und helfen sich gegenseitig dabei, Schwangerschaften, Krankheiten und Krisen durchzustehen. Cha Hyekyoung nennt in einer Studie über die *Haenyeo* die *Sumbisori*-Klänge eine »nonverbale Übermittlung von Erinnerung, von Widerstand, von Sich-Erheben über die eigenen Lebensumstände«. Auch der Akt des Tauchens an sich scheint die geistige Gesundheit zu stärken, denn er fordert Achtsamkeit, Entschlossenheit und Tatkraft und stärkt die Verbundenheit mit der Natur. Einige Frauen der jüngeren Generation lassen ihr modernes Leben hinter sich, um zu lernen, wie die *Haenyeo* zu leben. Für sie ist das tägliche Freitauchen im kalten Wasser ein Weg, Depressionen zu bekämpfen, stark zu bleiben und dabei auch noch den eigenen Lebensunterhalt zu bestreiten.

Beim Atmen nehmen wir Sauerstoff auf, eine lebensnotwendige Ressource. Und obwohl das Atmen ein natürlicher Prozess ist, gibt es – was viele überraschen wird – einen richtigen und einen falschen Weg zu atmen. Das richtige Atmen beginnt damit, dass man durch die Nase ein- und durch den Mund ausatmet. Langsame, bewusste, tiefe Bauchatmung anstelle von flachem Hecheln ist ebenfalls wichtig. Beim tiefen Atmen in den Bauch hat die Luft genügend Zeit, um Lungen und Brustkorb zu füllen und den Bauch aufzublähen, während sich das Zwerchfell zusammenzieht und nach unten bewegt. Wenn wir auf diese Weise durch die Nase einatmen, gelangt mehr Sauerstoff in unser Gewebe. Außerdem können so die Zilien, winzige Flimmerhärchen in der Nase, Gifte und Allergene aus der Luft filtern, sodass diese nicht in den Körper gelangen und Krankheiten verursachen können. Gleichzeitig wird die Luft erwärmt und befeuchtet, damit sie nicht zu kalt und zu trocken in die Lungen gelangt.

Nachdem ich auf die *Sumbisori*-Technik gestoßen war, begann ich, über meine eigene Atmung nachzudenken, und bemühte mich, sie bewusster zu steuern. Ich begann, täglich Yogaübungen zu praktizieren, die mich daran erinnerten, den Atemrhythmus wahrzunehmen und meine Bewegung mit ihm zu synchronisieren. Seit ich meinen Atem gezielter nutze und mehr über ihn weiß, sehe ich seine Vorzüge klarer. Das achtsamere Atmen ermöglichte es mir, meine sportlichen Leistungen zu steigern, und dient mir als Entspannungstechnik, die immer und überall sofort verfügbar ist, selbst wenn ich einfach irgendwo anstehe. Manche meiner Yogastunden umfassen auch ein leichtes Hanteltraining, bei dem ich diese Atemtechniken nutze. Ich habe gelernt, dass die goldene Regel des Gewichthebens lautet, während der Anstrengung auszuatmen und auf kontrollierte Bewegungen zu achten. Bei einer Kniebeuge sollte man beispielsweise auf dem Weg nach unten langsam einatmen und auf dem Weg nach oben ausatmen. Umgekehrt

ATMEN MIT GESPITZTEN LIPPEN

1. Mit geschlossenem Mund 2 Sekunden lang durch die Nase einatmen.
2. Die Lippen spitzen wie beim Pfeifen oder Ausblasen einer Kerze und 4 Sekunden lang ausatmen.
3. Wiederholen.

BAUCH- ODER ZWERCHFELLATMEN

1. Schritt 1, 2 und 3 des Atmens mit gespitzten Lippen befolgen und dabei beide Hände auf den Bauch legen.
2. Spüren, wie sich die Bauchdecke bei jedem Atemzug hebt und senkt.

würde man beim Anheben einer Hantel ein- und beim langsamen Absenken ausatmen.

Welche Sportart Sie auch betreiben – wenn Sie nicht richtig atmen, bekommen Sie nicht genug Sauerstoff, werden schneller müde und profitieren weniger von Ihrem Training. Seit ich mehr auf meinen Atem achte, sind meine Sporteinheiten viel effizienter, und ich bin deutlich stärker geworden. Früher habe ich die natürlichen Mechanismen, mit denen mein Körper Sauerstoff besonders wirksam aufnimmt, nicht genutzt. Heute stelle ich mir gern vor, dass ich beim Training und den ganzen Tag über kleine Schlückchen Luft zu mir nehme, genau wie Wasser und andere Getränke.

Wenn wir auf die richtige Form des Atmens achten, profitieren wir auch von tieferem Schlaf, besserer Verdauung, wirksameren Abwehrkräften und gesteigerter Konzentrationsfähigkeit. Besseres Atmen kommt zudem dem parasympathischen Nervensystem zugute, das sich unseren Kampf-oder-Flucht-Impulsen entgegenstellt und es uns ermöglicht, ruhig zu bleiben und weniger Stress zu empfinden.

Mir hat das bewusstere Atmen unglaublich viel geholfen, genau wie die Atemübungen auf Seite 183, die von der American Lung Association empfohlen werden.[27]

Trinkkultur

»Trinken Sie Ihren Tee (...) langsam und voller Achtung, als wäre dies die Achse, um die sich die Erde dreht – langsam, gleichmäßig und ohne einer Zukunft entgegenzueilen. Leben Sie den konkreten Augenblick! Nur dieser konkrete Augenblick ist Ihr Leben.«[28]
Thich Nhat Hanh, vietnamesischer Mönch und Friedensaktivist

Eines meiner liebsten Reiseerlebnisse war der Moment, als ich mit Herrn Hwang auf Jeju Tee trank – einen Tee, den er aus seiner persönlichen Kräutermischung zubereitete und jeden Tag anstelle von Wasser trank. Nach einem köstlichen Essen, das seine Familie gekocht hatte, setzten wir uns für diese besondere Tasse Tee zusammen. Dieser Tee, der unsere Herzen und Mägen wärmte, war seine Art, mich zu einem privateren Gespräch einzuladen, in der entspannten Atmosphäre nach dem Essen, einem gemeinsamen Erlebnis des Wohlbefindens.

Herrn Hwangs Tee bestand aus biologisch angebauten Zutaten, darunter Gojibeeren, Roter Ginseng, Ingwer und Ballonblume – eine Mischung, die er sorgfältig entwickelt hatte und die dem Körper Energie und Lebenskraft geben sollte. Als wir in einem schlichten Raum seines Hauses beisammensaßen, wurde mir klar, dass dies keine der komplizierten Teezeremonien war, wie sie in Kinofilmen zu sehen sind. Er bot mir Tee an, um eine wohltuende und gesunde Erfahrung mit mir zu teilen. Auch er war von dem uralten koreanischen Grundsatz überzeugt, dass Essen heilsam wirkt: Essen ist Medizin, Essen ist Liebe. Diese Wellness-Philosophie ist eine historische Gemeinsamkeit aller Teekulturen Asiens – darunter Hongkong, Japan, China und Singapur – und trägt zur Langlebigkeit der Menschen dort bei.

Koreanerinnen und Koreaner, die traditionell leben, trinken Tee wie Wasser, in reichlichen Mengen, vor allem koffeinfreien Kräutertee, und nehmen ihn in nachfüllbaren Flaschen mit, um ihn den ganzen Tag über zu genießen. Solche Tees enthalten insbesondere Polyphenole oder Antioxidantien, die die schädlichen, Alterungsprozesse fördernden Auswirkungen freier Radikale im

Körper mildern. In ganz Asien ist Tee allgegenwärtig. Büroangestellte bekommen ihn direkt an den Schreibtisch serviert. Wo man auch ist, gibt es zahlreiche Sorten ungesüßter Tees in Verkaufsautomaten oder Lebensmittelgeschäften. Und der Nutzen des vielen Teetrinkens ist wissenschaftlich belegt. Studien zeigen, dass der gesundheitliche Nutzen von Tee mit der Menge zusammenhängt; es wird empfohlen, täglich mindestens zwei bis drei Tassen zu trinken.[29]

Der Gedanke, dass Menschen Feuchtigkeit brauchen und konstante Mengen an Flüssigkeit zu sich nehmen sollten, um gesund zu bleiben, ist jahrhundertealt. **Genau wie das Meer, das ständig durch Regen und Flüsse aufgefüllt werden muss, um verdunstetes Wasser zu ersetzen und die lebendige Unterwasserwelt zu erhalten, braucht unser Körper kontinuierlich Flüssigkeit, damit seine Zellen lebendig bleiben und richtig funktionieren.** Wann immer ich das Gefühl habe, nach einer Zeit ungesunder Angewohnheiten einen Neuanfang zu brauchen, fülle ich zuallererst mithilfe traditioneller koreanischer Methoden meine Flüssigkeitsvorräte auf: Ich esse Obst und Gemüse mit hohem Wassergehalt wie Wassermelonen oder Gurken und achte darauf, Brühe, *Guk* (koreanische Suppe), Wasser, Tee und Elektrolyte in Form von Salz zu mir zu nehmen. All dies sind einfache Hydrierungstechniken, die in Korea benutzt werden, um den Körper wieder ins Gleichgewicht zu bringen.

Unsere Gehirne und Muskeln, unser Blut und andere innere Organe bestehen zu 75 bis 85 Prozent aus Wasser. Wasser transportiert Nährstoffe und Sauerstoff durch den Körper, macht uns wach und energiegeladen und trägt dazu bei, Heißhungerattacken zu vermeiden. Es ist ein so essenzielles Lebensmittel, dass wir ohne Wasser nur drei Tage überleben können. Es wird Sie vielleicht überraschen, wie stark unsere allgemeinen Körperfunktionen durch Wassermangel geschädigt werden. Wenn wir dehydriert sind, bekommen wir Kopfschmerzen, können nicht mehr klar denken und nicht mehr so schnell rennen. Unsere Haut trocknet aus, und wir sind nicht mehr so gelenkig. Außerdem brauchen unsere Nieren Wasser, um unser System durchzuspülen, damit unsere Körper nicht von Abfallstoffen, Schleim und Giften überschwemmt werden. Und da wir täglich geschätzte 1,5 bis 3 Liter Wasser durch Aktivitäten wie Atmen, Schwitzen und sogar Schlafen verlieren, müssen wir sie ersetzen. Wenn wir mehr Kräutertees trinken, die unser Wasser mit Aromen und Antioxidantien anreichern, wird es einfacher und erfreulicher, jeden Tag genügend Flüssigkeit zu konsumieren.

In Korea trinken wir aus Gesundheitsgründen unseren Tee warm oder heiß. Nach einer Mahlzeit trägt heißes Wasser oder heißer Tee zur Emulsion von Fetten bei, was die Verdauung fördert. Außerdem verbessert es die Durchblutung und führt zu einer Erweiterung der Blutgefäße im Darm, was die Verdauung in Gang setzt, vor allem am Morgen auf nüchternen Magen. In Asien tragen die Einheimischen aus diesem Grund oft Thermosflaschen mit heißem Wasser mit sich herum. Es sollte allerdings nicht zu heiß sein; Studien deuten darauf hin, dass Wassertemperaturen über 60 Grad Celsius ungesund sein können und wertvolle Bestandteile des Tees zerstören.[30]

Der beliebteste Entgiftungstee Koreas

Grüner Tee und seine pulverisierte Version Matcha (den ich inzwischen wegen seiner Fett verbrennenden, kraftvollen Antioxidantien oft trinke) sind inzwischen auf der ganzen Welt beliebt. Aber in Korea ist *Boricha* das populärste Teegetränk: gerösteter Gerstentee, der kein Koffein enthält und deshalb den ganzen Tag getrunken werden kann, ohne unseren Schlaf zu beeinflussen. *Boricha* ist technisch gesehen ein Pflanzenaufguss, kein echter Tee aus Teeblättern, schmeckt mild und nussig und gilt als entgiftend. Dieser Tee mit seinen vielen Antioxidantien hat zahlreiche Vorteile für unsere Gesundheit – er unterbindet Heißhunger, reguliert den Blutzuckergehalt, fördert die Verdauung und schützt als natürlicher Säureblocker vor Sodbrennen und Reflux.

Er besteht aus zwei Zutaten, Gerste und Wasser, ist köstlich und gesund, lässt sich zu Hause in Minutenschnelle zubereiten und kann heiß wie kalt das ganze Jahr über getrunken werden. In dem koreanisch-amerikanischen Haushalt, in dem ich aufgewachsen bin, trank ich zum Essen *Boricha* statt Wasser, ohne um dessen gesundheitliche Vorteile zu wissen. Erst bei meinen Recherchen zum Thema Gesundheit entdeckte ich diese Tradition wieder. Wenn ich viel *Boricha* trinke, fühle ich mich leicht, klar und energiegeladen. Wenn ich meine Gesundheit vernachlässigt habe, besteht mein erster Schritt zur Besserung darin, jeden Tag mindestens zwei Liter *Boricha* oder Wasser zu trinken.

Boricha zuzubereiten und in die tägliche Wellness-Routine zu integrieren ist ganz einfach: Etwa zwei Liter Wasser in einem Topf zum Kochen bringen, drei Esslöffel geröstete Gerstenkörner hineingeben und fünf Minuten weiterkochen lassen. Oder Sie machen es wie ich und kaufen Teebeutel, die Sie zehn Minuten im heißen Wasser ziehen lassen, bis sich alle gesunden Pflanzenstoffe gelöst haben. Den fertigen Tee im Kühlschrank aufbewahren; kalt enthält er die gleichen Nährstoffe und Antioxidantien. Gelegentlich trinke ich zur Abwechslung zwei köstliche Alternativen: *Memil Cha* (Tee aus geröstetem Buchweizen) oder *Oksusu Cha* (Tee aus geröstetem Mais oder Maisfäden).

Jjimjilbang: Traditionelle Badehäuser

»Die Sauna ist die Apotheke der Armen.«
Finnisches Sprichwort

»Der Weg zur Gesundheit ist ein aromatisches Bad und eine Duftmassage jeden Tag.«
Hippokrates zugeschrieben

Eine Gruppe älterer Damen zuckt nicht mit der Wimper, als ich schamlos und nackt den ersten Raum eines *Jjimjilbang* betrete, eines traditionellen koreanischen Badehauses. Im nebligen Dunst sind Körper aller Größen und Formen zu erkennen, manche faltig, manche straff. In Fleisch und Blut teilen wir einen Augenblick stiller Intimität, treffen uns in reinster, demokratischer Menschlichkeit ohne jedes sichtbare Kennzeichen unserer Position im Leben. Wer ein *Jjimjilbang* besucht, darf sich nicht daran stören, sich im verwundbarsten Zustand zu präsentieren, ohne den Schutz weltlicher Verkleidungen, entblößt von Kleidern, Schuhen, Schmuck, Handtasche und sogar Make-up.

Vor langer Zeit, als Kind, war ich in Korea in einem *Jjimjilbang* gewesen, aber dies war mein erster Besuch als Erwachsene. Ich wollte die umfassende Erfahrung. Nachdem ich acht Dollar Eintrittsgeld bezahlt hatte, bekam ich ein kleines Schließfach, zwei geschirrhandtuchgroße Badetücher, einen Baumwollpyjama mit kurzen Hosen und unbegrenzten Zugang zu den Wundern dieser privaten Welt für einen Tag. Für einen kleinen Aufpreis hätte ich sogar über Nacht bleiben und mir einen Snack von der kleinen Speisekarte aussuchen können. Das kam mir wie ein geringer Preis dafür vor, dem Stress der Außenwelt zu entfliehen, mich reinzuwaschen und alle Sorgen wegzuspülen.

Als ich meine Habseligkeiten hinter Schloss und Riegel verstaut hatte, betrat ich den ersten Gemeinschaftsbereich, einen dampfgefüllten weiß gekachelten Raum mit niedrigen Waschtischen, zu denen jeweils ein eigener Spiegel und ein kleiner Hocker gehörten, auf den man sich setzen konnte, während man eine Handbrause und Seife zum Waschen benutzte. Um die Gemeinschaftsbecken im nächsten Raum benutzen zu dürfen, mussten die Besucherinnen zuerst den Schmutz der Außenwelt abspülen. Es fühlte sich an, als würde man eine Art Tempel betreten und verließe ihn neu belebt, mit sauberem Körper und meditativ gestimmtem Geist.

Als Nächstes betrat ich den Badesaal, wo ich in eine Vielzahl heißer und eiskalter Becken stieg und die Wirkung unterschiedlich heißer Dampfbäder ausprobierte. Als meine Haut vom Baden aufgeweicht und gut vorbereitet war, entschied ich mich für eine professionelle koreanische Peeling-Massage, für die ich mich auf einen Tisch im hinteren Teil des Badehauses legte. Eine ältere Frau, eine *Ahjumma*, erschien in einem schwarzen Badeanzug. Eine Stunde lang schrubbte sie mit dünnen, rauen Handschuhen die Vorder- und Rückseite meines Körpers, um die *Ddeh* genannten toten Hautschuppen mit einem unvergleichlich kräftigen Peeling zu entfernen. Sie erzeugte Schaum, indem sie ein einfaches, mit Flüssigseife getränktes Baumwolltuch auswrang, und verteilte ihn sorgfältig über meinen ganzen Körper, bis ich in ein wunderbares Schaumbad gehüllt war, das sie anschließend mitsamt meiner alten Haut mit eimerweise warmem Wasser abspülte. Dann streckte sie meine Glieder und massierte meine Gelenke mit Öl.

Ich kehrte in die Umkleidekabine zurück, um mein pyjamaartiges Gewand anzuziehen, bevor ich die gemütlichen Gemeinschaftsräume betrat, in denen sich ähnlich gekleidete Männer, Frauen, Kinder und junge Paare entspannten und unterhielten. Überall lagen Menschen entspannt oder schlafend auf dem beheizten Fußboden oder betraten die benachbarten Saunaräume aus Jade und Salz. Wie Meerjungfrauen waren wir unseren Badebecken entstiegen, um uns am warmen Ufer dieses menschengemachten Strandes zu rekeln, umhüllt von dem warmen, tröstlichen Gefühl, all dies gemeinsam zu erleben.

Meine geschrubbte, geknetete und geölte Haut hatte sich noch nie so seidenglatt angefühlt und wies einen Glanz auf, den ich zu

Hause niemals erzeugen konnte. Ich fühlte mich entspannter als je zuvor. Und fragte mich, warum ich das nicht öfter machte.

Badekuren für alle in Korea

Rituelle Bäder werden in zahlreichen Kulturen seit Jahrhunderten als Form der Selbstfürsorge praktiziert. Im Japan des 6. Jahrhunderts wurden unter dem Einfluss buddhistischer Reinigungsriten Bäder in heißen Quellen eingerichtet, sogenannte Onsen, die Körper und Geist reinigen und die Gesundheit stärken sollten. Die alten Griechen erbauten Badehäuser, um Krankheiten zu kurieren. Die Römer verfeinerten diesen Brauch mit eindrucksvollen, in zahlreiche Räume aufgeteilten Bädern, den *Thermae*, die trockene und feuchte Hitzekuren gegen Spannungszustände anboten und als Orte der Meditation und Selbstreflexion galten. Die kommunalen Badehäuser der antiken Kulturen waren meist für alle Bürger zugänglich. In unseren modernen Gesellschaften stehen Wellness-Behandlungen oft nur denjenigen zur Verfügung, die sich die hohen Preise leisten können.

Für die koreanischen *Jjimjilbang*-Bäder gilt das nicht. **Im Gegensatz zu westlichen Spas sind sie für jeden Menschen zugänglich. Ihr Ansatz ist der einer erschwinglichen »Wellness für alle«.** In Korea bringen Erwachsene ihre Kinder mit, sodass diese schon früh die Bedeutung von Ritualen der Selbstfürsorge erlernen. Die Badebereiche sind zwar nach Geschlechtern getrennt, aber es gibt Gemeinschaftsräume, in denen sich die Generationen und Geschlechter mischen. Ein *Jjimjilbang* ist ein Ort, an dem Familien sich treffen, Pärchen sich verabreden und Freundeskreise ihre Freizeit verbringen. Seine rund um die Uhr geöffneten Ruhezonen dienen manchen Menschen sogar als Schlafplätze nach einer langen Ausgehnacht. Der entspannte, offene Charakter eines

Jjimjilbang sorgt dafür, dass Koreanerinnen und Koreaner aller gesellschaftlichen Schichten Zugang zu vielen verschiedenen Arten der Selbstfürsorge haben und ihre Zeit in einem Umfeld der positiven Körperwahrnehmung verbringen können, in dem sich alle wohl in ihrer Haut fühlen.

Die heilenden Elemente eines Jjimjilbang

Ein *Jjimjilbang* bietet eine leichter zugängliche Version jener heilenden Rituale, die einst Königen und Königinnen der koreanischen Dynastien vorbehalten waren. Zu diesen uralten Heilanwendungen gehörten Wärme- und Kältetherapien, Massagen und Peelings. *Jjimjilbang* bedeutet wörtlich »wärmender Raum«, was zeigt, dass Hitze zu den ältesten Heiltraditionen Koreas gehört.

Schon um 5000 v. Chr., in der Jungsteinzeit, wurde in Korea Wärmetherapie in Form früher *Ondol*-Systeme praktiziert, beheizter Fußböden, wie es sie heute noch in jedem *Jjimjilbang* gibt. Ursprünglich waren sie eine effiziente Methode zum Heizen von Häusern. Sie sorgten für einen horizontalen Rauchabzug durch Rohre unter dem Fußboden, sodass die Feuerstelle in der Küche gleichzeitig als Kochherd und als Heizung diente – ganz anders als das westliche System, bei dem das Feuer als direkte Wärmequelle genutzt wurde. Durch das *Ondol*-System wurden die Räume unter den Fußböden für Ratten und Insekten unbewohnbar, wodurch die Häuser sauber und frei von Ungeziefer blieben. Außerdem sorgte es auf thermodynamischem Wege für eine natürliche Luftzirkulation in den Räumen: Die am Boden erwärmte Luft stieg nach oben, die kalte sank nach unten. Das hatte zahlreiche gesundheitliche Vorteile. Warme Fußböden verbessern die Durchblutung von Beinen, Rücken und Knöcheln, was Arthritis vorbeugt. Außerdem wirbelt ein *Ondol* im Gegensatz zu einem Heißluftsystem keine Staubpartikel auf, die Allergien und Krankheiten auslösen können. Der Architekt Frank Lloyd Wright war in Korea so beeindruckt von dem *Ondol*-System, dass er eines in sein eigenes Haus einbaute und sie in mehreren Bauprojekten verwendete. Die meisten koreanischen Familien schliefen direkt auf diesen beheizten Fußböden, bis sich Hochhauswohnungen und westliche Betten einbürgerten.

In einem *Jjimjilbang* wird heilsame Wärme auch in heißen Bädern bereitgestellt, die die Durchblutung fördern und das Blut mit Sauerstoff anreichern, weil man darin langsamer und tiefer atmet, insbesondere in Dampfbädern. Außerdem lindern heiße Bäder Muskelverspannungen, befreien die Atemwege, sorgen für gesunde Haut, beruhigen die Nerven, verbessern die Stimmung und mildern körperliche Angst- und Stresssymptome.

Daneben gibt es noch die Saunen mit ihren zahlreichen Gesundheitsvorteilen: Anti-Aging, Entgiftung, Ankurbelung des Stoffwechsels, Gewichtsabnahme, bessere Durchblutung, Schmerzlinderung, Hautverjüngung, Förderung der Herz-Kreislauf-Gesundheit und der Abwehrkräfte, besserer Schlaf, Stressreduktion und Entspannung. Die Salzgrotten im *Jjimjilbang* dienen der Halotherapie oder Salztherapie: dem Einatmen salzgesättigter Luft als alternativer Behandlungsmethode für Lungenprobleme wie Asthma, Bronchitis und Husten. Mit Jade ausgekleidete Hitzeräume sollen die Gesundheit von Nieren, Atemwegen, Herz, Leber, Milz und Hormonsystem verbessern. Zu den Saunen in einem *Jjimjilbang* gehören oft auch Dampfbäder oder Räume mit Infrarotwärme, die nachweislich leichte Entzündungen lindert und den Hauttonus verbessert, indem sie die Haut durch bessere Durchblutung mit mehr Sauerstoff und Nährstoffen versorgt.

In einem *Jjimjilbang* werden heiße Saunen und heiße Bäder in Verbindung mit Kälteanwendungen genutzt – kalten Räumen und eiskalten Bädern. Diese kombinierten Therapien kurbeln nachweislich den Stoffwechsel an, lindern Entzündungen und Schwellungen, helfen bei Muskelkater und nach dem Sport, stärken das Abwehrsystem und verbessern die geistige Gesundheit, das Stressniveau und die Stimmung, indem sie den Cortisolspiegel senken. Studien haben gezeigt, dass tägliches kaltes Duschen bei 20 Grad Celsius ähnlich wirkt wie Kältebehandlungen und möglicherweise als Therapie gegen Depressionen dienen könnte.[31] Außerdem geht häufiges Saunieren – 5- bis 15-mal pro Monat – mit höherem seelischem Wohlbefinden einher als seltenere Saunagänge.[32]

Auch die Massagen und Peeling-Behandlungen in einem *Jjimjilbang* haben verschiedene Vorteile. Massagen lindern Muskelverspannungen und Gelenkentzündungen, sorgen für besseren Schlaf, beschleunigen die Erholung nach dem Sport, fördern die Gelenkigkeit und stärken die Abwehrkräfte. Peelings sind gut für die Durchblutung, beschleunigen die Zellerneuerung und lassen die Haut strahlen. Regelmäßige Peelings verhindern außerdem, dass die Poren verstopfen, und beugen so der Entstehung von Pickeln vor. Die kraftvollen koreanischen Körperpeelings sind mit kaum einer anderen Kultur vergleichbar und liefern unglaubliche Resultate der Haut.

Mein erster Besuch in einem koreanischen *Jjimjilbang* als Erwachsene verlief vollkommen anders, als meine Kindheitserinnerungen es hätten erahnen lassen – damals wurde ich von der Familie dazu gedrängt, schnell mit dem Bad fertig zu werden. Diesmal genoss ich das Erlebnis in vollen Zügen und nahm mir die Zeit, die zahlreichen Wellness-Angebote spielerisch zu erkunden. Ich kam mir vor wie in einem therapeutischen Vergnügungspark. Es gab so viel Verschiedenes zu so vernünftigen Preisen, dass ich mir wünschte, auch zu Hause neben einem *Jjimjilbang* zu wohnen und jeden Tag zu baden, zu schwitzen und mich zu reinigen. Ich habe meinen Kindern beigebracht, wie nützlich Baderituale sind, und inzwischen lassen sie sich selbst gern ein Bad ein, um sich nach langen Schultagen zu entspannen und alle Sorgen im warmen Wasser abzuspülen.

Dehnübungen als nationales Hobby

Zu meinen Massagen und Peelings im *Jjimjilbang* gehörten darüber hinaus Dehnübungen, aber in Korea wird Stretching auch außerhalb der Badehäuser betrieben. Es ist dort nichts Ungewöhnliches, Menschen am helllichten Tag Dehnübungen machen zu sehen – gegen einen Baum, auf einer Bank oder im Flugzeug. Stretching gilt in Korea als vollkommen normales Verhalten, und niemand schaut zweimal hin, wenn jemand auf der Straße stehen bleibt, um Gymnastik zu machen. Koreanerinnen und Koreaner jeden Alters lieben es, sich zu dehnen.

Während der Coronapandemie veröffentlichte die koreanische Regierung zusammen mit dem nationalen Sport- und Olympiakomitee ein YouTube-Video, auf dem bekannte Sportgrößen traditionelle Dehnübungen vorführten. Es sollte die Bevölkerung dazu ermutigen, trotz der sozialen Distanzierung aktiv und gesund zu bleiben. Zu dem Gymnastikprogramm gehörten Arm- und Halskreisen, Kniebeugen sowie Dehnübungen für Seiten, Brust, Rücken, Bauchmuskeln und Oberkörper. Stretching hält die Muskeln beweglich, stark und gesund. Heutzutage verbringen wir immer mehr Zeit im Sitzen, vor Computerbildschirmen und mit unseren Smartphones, insofern sind regelmäßige Dehnübungen wichtiger denn je. Wenn wir uns nicht die Zeit dafür nehmen, geht unsere Gelenkigkeit verloren. Unsere Muskeln verkürzen und verhärten sich, sodass sie nicht richtig funktionieren, wenn wir sie bei körperlichen Aktivitäten brauchen. Sportler wissen, wie wichtig Dehnübungen als Trainings- oder Wettbewerbsvorbereitung und zur Vorbeugung gegen Verletzungen sind; sie achten darauf, ihre Faszien flexibel zu halten. Dieses Bindegewebe umgibt Knochen, Muskeln, Nerven, Blutgefäße und Organe, wodurch sie an ihrem Platz gehalten werden. Wenn bestimmte Körperteile durch regelmäßiges Training wie tägliches Joggen beansprucht werden, verhärten sich die Faszien, was Schmerzen und Verletzungen verursachen kann. Dehnübungen lösen sie wieder und tun uns gut, indem sie die Durchblutung verbessern, Stress abbauen, die Stimmung heben, Verletzungen verhindern, Gelenk- und Muskelschmerzen lindern und für mehr Gelenkigkeit und sportliche Leistung sorgen. Ich beschloss, Stretching in meine häusliche Wellness-Routine einzubauen, selbst in Erholungsphasen abseits des Computers. Ich stehe regelmäßig und mache Bewegungen, die der üblichen Computerhaltung genau entgegengesetzt sind, beispielsweise öffne ich meine Arme weit oder gehe auf und ab, um meinen Körper länger geschmeidig und leistungsfähig zu halten.

Die Bedeutung der Entschleunigung

Eines Abends entdeckte ich beim Aufräumen eines der alten Bilderbücher meiner Kinder: *A Bear and His Boy* von Sean Bryan und Tom Murphy. Ich war verblüfft darüber, wie genau dieses Kinderbuch, das ich meinen Kindern oft vorgelesen hatte, als sie noch kleiner waren, meine moderne Neigung zu Hektik widerspiegelte. Mack, der Bär in der Geschichte, verbringt seine Tage damit, gestresst »herumzurennen wie ein Verrückter«, mit einem »total vollgepackten« Tagesablauf, zu dem Football-Training, eine Preisverleihung, Französischlernen und noch viel mehr gehören. Dann lässt der Junge, Zack, eine Alarmglocke schrillen, um Mack dazu zu zwingen, innezuhalten, sich zu entspannen, die Schönheit der kleinen Dinge wahrzunehmen und »an den Fliederblüten zu schnuppern«.

Wir unterschätzen die Bedeutung von Ruhephasen – Zeiten der Entschleunigung, in denen Körper und Geist sich in hektischen Phasen erholen können und zur Homöostase zurückfinden, sind für unsere Gesundheit von entscheidender Bedeutung. Andernfalls setzen wir uns den schädlichen physiologischen Effekten von chronischem Stress aus. Stress gehört zum Leben, und in kleinen oder mäßigen Dosen kann er dem Körper guttun: kalte Tauchbäder oder Duschen im *Jjimjilbang* nehmen, sich beim Sport verausgaben, in eine Führungsaufgabe bei der Arbeit hineinwachsen. Wenn uns allerdings ungebremster Stress überwältigt, in Form von toxischen Beziehungen, Trauer um einen geliebten Menschen oder nie nachlassendem Druck bei der Arbeit, kann er chronisch werden und unserer körperlichen und seelischen Gesundheit schaden. Viele Fachleute, darunter die Weltgesundheitsorganisation und der amerikanische Psychologenverband, halten chronischen Stress für die größte Gesundheitsgefahr der modernen Welt. Es wird geschätzt, dass 70 Prozent aller Arztbesuche mit Stress und anderen seelischen Problemen in Verbindung stehen.[33]

Wenn wir einer wahrgenommenen Gefahr gegenüberstehen, löst der Hypothalamus im Gehirn ein Alarmsystem aus, und die Nebennieren produzieren einen Schub von Hormonen wie Adrenalin und Cortisol. Diese Stresshormone überfluten den Körper und führen zu einer Kampf-oder-Flucht-Reaktion; sie können auch – wie bei mir – Magen-Darm-Probleme verursachen. Ständig vorhandene Stressfaktoren aktivieren dieses Stressreaktionssystem dauerhaft und können Verdauungsprobleme, Herzkrankheiten, Gedächtnis- und Konzentrationsschwierigkeiten, Depressionen, Ängste, Kopfschmerzen, Schlafstörungen und Gewichtszunahme hervorrufen. In einer Studie zeigte sich, dass bei einer Gruppe von

Studierenden in einer dreitägigen stressreichen Prüfungsphase die Abwehrkräfte nachließen: Sie produzierten weniger natürliche Killerzellen, und ihre infektionsabwehrenden T-Zellen reagierten weniger stark. Auch ein überhöhter Cortisolspiegel kann das Immunsystem schwächen, indem er die Darmbarriere schädigt, insbesondere deren sogenannte IgA-Antikörper, die die erste Verteidigungslinie im Darmtrakt bilden. Wenn das geschieht, können Viren leichter durch die Darmwand eindringen.

Entschleunigung wirkt sich auch positiv auf unsere Achtsamkeit aus. Wenn wir uns die Zeit nehmen, innezuhalten, zu reflektieren und Lebensbereiche zu identifizieren, die mehr Aufmerksamkeit brauchen, treffen wir bessere Entscheidungen, empfinden mehr Dankbarkeit und werden sogar kreativer. In seinem Buch *Die schönen Dinge siehst du nur, wenn du langsam gehst* beschreibt der aus Korea kommende buddhistische Mönch und Princeton-Absolvent Haemin Sumin, wie leicht unsere schnelllebige Welt erdrückend werden kann. Dann wirken schon kleine Rückschläge wie Katastrophen und gravierendere Probleme absolut niederschmetternd: »Wenn du so viel zu tun hast, dass du dich ständig gehetzt fühlst, wenn besorgte Gedanken dir im Kopf herumgehen, wenn die Zukunft finster und ungewiss erscheint, wenn du verletzt bist, weil jemand etwas Bestimmtes zu dir gesagt hat, dann halte inne und sei es auch nur für einen Moment. Bring all dein Gewahrsein in den gegenwärtigen Moment und atme einmal tief durch.«[34]

Sich hin und wieder Zeit zur Entschleunigung zu nehmen, ist nichts, was in unserer digitalen, rund um die Uhr aktiven Welt von selbst geschieht, in der wir schon Schwierigkeiten haben, still zu sitzen oder unsere Telefone beiseitezulegen. Für mich stellt das jedenfalls eine Herausforderung dar. Früher hatte ich Stress als Antriebskraft verwendet, um Aufgaben zu bewältigen, aber ich erkannte allmählich, dass diese ungesunde Gewohnheit reale körperliche Auswirkungen auf mich hatte. Um unsere Gesundheit zu erhalten, sollten wir unbedingt aktive Phasen mit Zeiten der Ruhe abwechseln lassen – sonst droht uns der Burnout. Vor meiner Einlieferung ins Krankenhaus hatte ich der Erholung keinen Vorrang eingeräumt, und so konnte mein Körper den kleinen Belastungen des Alltags nichts entgegensetzen. Ich musste gezielt Pausen in meine Abläufe einbauen.

Badehausgewohnheiten, die Körper und Geist verändern

Von meinem Besuch im *Jjimjilbang* brachte ich verschiedene Praktiken mit, die ich in meinen Alltag integriert habe. Erstens beginne ich meinen Tag so oft wie möglich mit einer Hot-Yoga-Stunde, die mich kräftig ins Schwitzen bringt und entgiftet. Dann, am Abend, praktiziere ich meine neu entdeckte Baderoutine mit einer budgetfreundlichen Mischung aus Bittersalz und Schaumbad. Sie hat sich als sehr wirksame Entspannungs- und Einschlafhilfe erwiesen, lindert Muskelschmerzen und macht meine Haut babyzart.

Nach dem Bad folgt der nächste Teil meiner Selbstfürsorge-Routine: eine abendliche Selbstmassage, die an den Füßen beginnt und mit der Kopfhaut endet, wobei ich jeden Zoll meines Körpers untersuche und auf Veränderungen achte, die medizinische Aufmerksamkeit brauchen könnten. Für diese Massage verwende ich meine Hände, aber auch neue Werkzeuge, die die Durchblutung, Entwässerung und Hauterneuerung fördern: eine trockene Bürste für meinen Körper, einen *Gua-Sha*-Stein für sanfte Gesichts- und Nackenmassagen und ein kleines Infrarot-Massagegerät. Diese preiswerten Badeutensilien habe ich auf meinen Reisen durch Asien erworben, man findet sie aber auch im Internet.

Meine Selbstmassagen dienen vor allem dem Zweck, die Lymphdrainage zu fördern. Dafür streiche ich sanft über die Lymphkno-

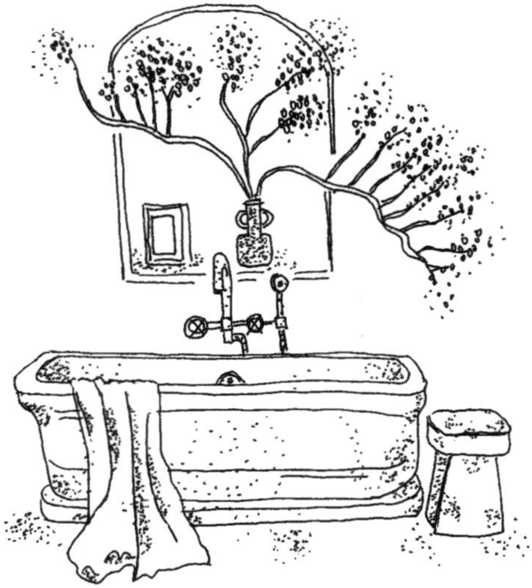

ten am Hals, unter den Armen und in der Lendenbeuge, um die Lymphe besser abfließen zu lassen, die Abfallprodukte aus dem Gewebe in Richtung Herz abtransportiert. Lymphdrainage lindert Schwellungen in den Körperbereichen, die massiert werden, beispielsweise am Bauch oder im Gesicht, entfernt überflüssiges Wasser, verbessert die Durchblutung und entspannt den Körper. Außer durch Selbstmassage fördere ich die Lymphdrainage auch durch Gymnastik, heiße und kalte Duschen und vermehrte Flüssigkeitsaufnahme.

Mein tägliches Hautpflegeritual hat sich ebenfalls verändert. Früher hatte ich reichhaltige Gesichtscremes benutzt, die ich jetzt durch natürliches Gesichtsöl und ölbasierte Reinigungsprodukte, Lotionen und Seren ersetzt habe. Außerdem versuche ich, auf die Qualität der Zutaten zu achten, denen ich meine Haut aussetze, und verwende so viele ungiftige und ökologische Produkte wie möglich. Früher trug ich zweimal täglich Feuchtigkeitscreme auf – morgens nach dem Duschen und abends vor dem Schlafengehen.

BÜRSTENMASSAGE: EINE ANLEITUNG

- Verwenden Sie eine Körperbürste, um ihre Haut sanft zu massieren, mit leichtem Druck und kurzen, aufwärtsgerichteten Bewegungen.
- Beginnen Sie mit den Fußrücken, und arbeiten Sie sich über Knöchel, Waden, Oberschenkel, Hüften und Po nach oben. Das Prinzip ist, immer zum Herzen hin zu streichen.
- Wenn Sie am Bauch angekommen sind, bürsten Sie kreisförmig im Uhrzeigersinn, das unterstützt die Verdauung.
- Machen Sie mit Brust und Rücken weiter, wobei Sie abwärts in Richtung Herz streichen.
- Zum Schluss bürsten Sie Hände, Handgelenke und Arme mit Bewegungen zum Herzen hin.
- Wichtig: Benutzen Sie die Körperbürste nicht für Ihr Gesicht.

Jetzt habe ich immer eine kleine Flasche Feuchtigkeitslotion und etwas Rosenwasserspray bei mir, mit denen ich meine Haut tagsüber nach Bedarf befeuchte. Meine Haut wurde gesünder, und ich stellte fest, dass ich kein Make-up mehr brauchte, sondern mit einem Tupfer Serum oder Gesichtsöl auf Stirn und Wangen auskam. Erfreut bemerkte ich ein taufrisches Strahlen, das ich darauf zurückführe, dass ich meine Haut von außen wie von innen gesund ernähre.

Mein Vater hat immer darauf geachtet, mir – und später auch meinen Kindern – Tees, gesunde Nahrungsmittel, Gesichtsmasken und Lotionen zu schenken, was ich lange nicht mit meinem Wohlbefinden in Verbindung brachte. Aber heute verstehe ich den koreanischen Glauben daran, dass es sich lohnt, die Haut gut zu ernähren, und dass schöne Haut ein sichtbares Zeichen für Gesundheit ist.

Mit diesen von den Badehäusern inspirierten Praktiken beginnen und enden meine Tage inzwischen. Sie tragen entscheidend dazu bei, dass ich entschleunige, mich um mich selbst kümmere und meinen Geist zur Ruhe bringe. Ich freue mich auf diese Momente, sie helfen mir dabei, jeden Tag mit mehr Ruhe und Gelassenheit zu erleben. Ich kann mich kaum noch daran erinnern, wie mein Leben ohne sie aussah.

GUA SHA: EINE ANLEITUNG

- Zunächst Gesichtsöl, Serum oder Feuchtigkeitslotion auftragen, damit der *Gua-Sha*-Stein sanft über die Haut gleitet.
- **Wangen:** Die lange, gerade Seite des Steins am rechten Mundwinkel ansetzen. Dann langsam und mit sanftem Druck nach oben über den Wangenknochen bis kurz vor das Ohr streichen. Auf der linken Seite wiederholen.
- **Kieferknochen:** In der Mitte des Kinns beginnen und mit der eingebuchteten Seite des Steins am Kiefer entlangstreichen bis unter das Ohr. Auf der anderen Seite wiederholen.
- **Stirn:** Über der rechten Augenbraue beginnen und mit der flachen Seite des Steins nach oben streichen bis zum Haaransatz. In der Mitte und über der linken Augenbraue wiederholen.
- **Augen:** Am rechten inneren Augenwinkel beginnen und mit der schmalen Rundung des Steins unter dem Auge

entlangstreichen bis zum Haaransatz. Auf der anderen Seite wiederholen.

- **Augenbrauen:** Den Stein zwischen die Augenbrauen setzen und bis zur Schläfe nach außen streichen. Auf der anderen Seite wiederholen.
- **Hals:** Vom rechten Schlüsselbein aus mit der breiten Seite des Steins nach oben bis zum Kieferknochen streichen und dabei mittelstarken Druck ausüben. Auf jeder Seite zweimal ausführen.
- **Kehle:** Den Stein zwischen die Schlüsselbeine setzen und bis zum Kinn nach oben streichen, um die Kehle sanft zu massieren. Das geht mit der flachen oder einer der runden Seiten.
- Ich beende eine *Gua-Sha*-Sitzung immer mit einer kurzen Selbstmassage, bei der ich mit den Händen ein wenig tiefer in den Kieferbereich, die Stirn und die Wangen eindringe. Dieser zusätzliche Schritt hat meine Gesichtsmuskeln deutlich gestrafft und Wasserablagerungen in meinem Gesicht gemildert.

FÜRSORGE

Wenn Ssukgat mit liebevoller Fürsorge kultiviert wird, bildet es üppige Bestände. Richtig behandelt, wächst es kräftig, mit buschigen Stielen und strahlend bekränzten Blütenkronen, die ein gesundes, erfülltes und langes Leben führen.

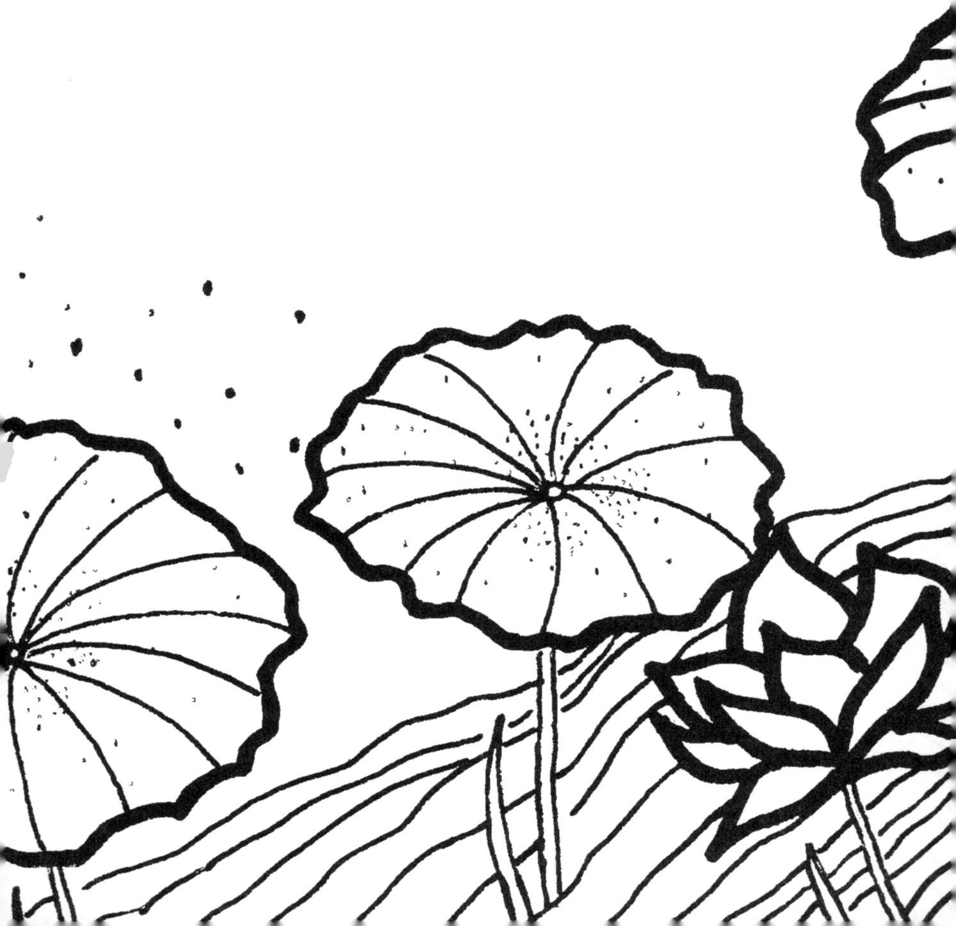

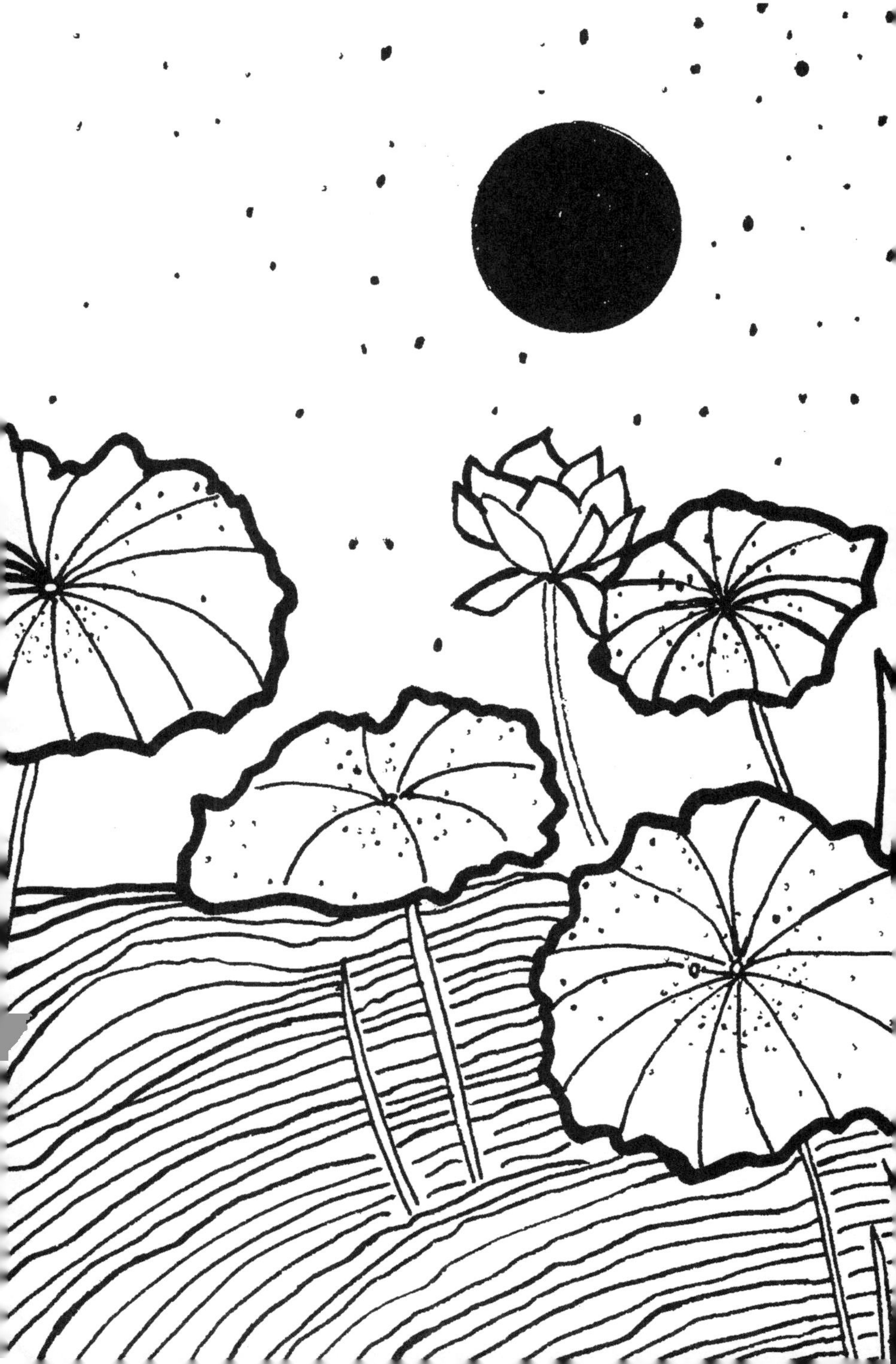

Mein ganzheitlicher Ansatz des Heilens

»Der Arzt der Zukunft wird keine Medizin verschreiben, sondern das Interesse seiner Patienten für die Pflege des menschlichen Körpers, die Ernährung sowie die Ursachen und Verhütung von Krankheiten wecken.«
Thomas Edison

In der Medizin gibt es zwei Schulen. Die eine ist die westliche »Schulmedizin«, die viele Menschen auf der ganzen Welt nutzen, um akute Krankheiten oder gesundheitliche Notfälle reaktiv zu behandeln (genau wie ich bei meiner Notaufnahme ins Krankenhaus). Die andere ist die traditionelle östliche Medizin, zu der Ansätze wie die traditionelle chinesische Medizin gehören. Sie basiert auf der Vorstellung, dass wir unsere Ernährung und unseren Lebensstil verändern können, um einfache Krankheiten wie Erkältungen zu heilen und schwerere chronische Krankheiten zu verhüten.

Östliche Medizin wird in ganz Asien praktiziert. Dort sind die Straßen mit Gewürzhandlungen und Kräuterapotheken gespickt, die Mittel gegen kleine Zipperlein wie Husten, Schnupfen oder Verdauungsprobleme verkaufen. In Asien sind Besuche bei Kräuterkundigen etwas viel Beiläufigeres als ein Termin in einer westlichen Arztpraxis. Man geht einfach hin, sagt, was man braucht, und geht mit einem preiswerten, nahrhaften Pulver aus Heilkräutern und Wurzeln nach Hause, das sich in Tees und Suppen rühren lässt. In ganz Asien existieren die beiden Gesundheitssysteme parallel und ergänzen einander.

In Korea beginnt die Gesundheitsfürsorge schon lange vor einem Arztbesuch, mit heilsamen, zu Hause zubereiteten Nahrungsmitteln. Es ist ganz normal, dass die Mitglieder eines koreanischen Haushaltes über Grundkenntnisse zu medizinischen Hausmitteln verfügen. Rezepte gegen Husten, Halsweh oder Kopfschmerzen und zur Regeneration nach Geburten, Operationen oder Verletzungen werden von Generation zur Generation weitergereicht. Zur Stärkung des Immunsystems und der Atemwege gibt man vielleicht eine kleine Menge heilsamer

Wurzeln wie Astragalus oder Ginseng in eine Suppe, was ihr einen süßen, erdigen Geschmack gibt. Dendrobium-Orchideenwurzel wird wegen ihrer nervenstärkenden und entzündungshemmenden Eigenschaften auch als Tee aufgebrüht. Als mein Sohn einen hartnäckigen Husten hatte, empfahl meine Freundin Janice, die lange in Hongkong gelebt hat, Mönchsfruchttee und sagte mir, wo er auf dem Markt zu finden sei. Außerdem gehören gesunde Würzmittel wie Ingwer, Sternanis, Pilze und Fermentiertes zur traditionellen asiatischen Küche. Diese Art von Wissen und eine präventive Einstellung zur Gesundheit sind von unschätzbarem Wert in einer Welt voller Virusinfektionen und chronischer Krankheiten.

Auf meinem Weg zur Gesundheit fühlte ich mich immer stärker zur Welt traditioneller Heilmittel hingezogen. Ich stürzte mich ins Studium dieser Traditionen und merkte, dass mein östlich orientierter Lernstoff eine faszinierende Ergänzung zu dem war, was ich im Westen über ganzheitliche Ernährungs- und Lebensweisen gelernt hatte. Und weil diese Traditionen naturgemäß umweltfreundlich sind, entsprach es genau meinen Werten und Lebenszielen, sie in meinen Alltag zu integrieren.

Eines der faszinierendsten Objekte, die ich auf meinen Reisen fand, war ein Gegenstand im Souvenirladen des Tempels der Acht Unsterblichen im chinesischen Xi'an, wo ähnliche Ansätze zum Wohlbefinden wie in Korea praktiziert werden. Es handelte sich um einen kleinen achteckigen Holzrahmen mit einem Bild des *Bagua*, der acht Trigramme, die für verschiedene uralte östliche Lebensprinzipien stehen: die fünf Elemente der Natur (Wasser, Holz, Feuer, Erde und Metall), Yin und Yang (die beiden entgegengesetzten Kräfte, die überall in der Natur und im Universum wirken sollen) und die acht Säulen des Taoismus (ein jahrhundertealtes System der präventiven Gesundheitsfürsorge, zu dem Gymnastik, ausgewogene Ernährung, Heilkräuter, Massage, Meditation und Akupunktur gehören). Später sollte ich erfahren, dass die Symbole des *Bagua* auch für verschiedene Wege zur Reinigung unserer inneren Verbindungen stehen, von Energiebahnen über die Nasenkanäle und verschiedene Flüssigkeitskreisläufe bis zur Verdauung, dank derer der Körper seine Funktionen ungehindert erfüllen kann.

Das *Bagua* ist ein kraftvolles Bild dafür, dass unsere Gesundheit im Gleichgewicht sein muss, damit wir mit den Veränderungen und Anforderungen des Lebens fertigwerden. Vielleicht glauben Sie nicht an diese traditionellen Vorstellungen, aber tatsächlich stimmen viele Prinzipien des *Bagua* mit dem überein, was wir als logische Wahrheit anerkennen. **Jedes Mal, wenn wir eine Entscheidung über unseren Lebensstil treffen – beispielsweise beim Essen oder Trinken –, bewegen wir unseren Körper und Geist in Richtung von mehr Gleichgewicht oder mehr Ungleichgewicht.** Wir können Dinge tun, die unser System reinigen, darunter Atmen, Bewegung, gesunde Ernährung und Stressmanagement. Solche Aktivitäten geben uns mehr Energie, damit wir körperlich wie geistig unser bestes Ich sein können.

Auf meinen Reisen traf ich andere Menschen, die genau wie ich das reine Grundlagenwissen über Ernährung hinter sich gelassen hatten und Essen mithilfe östlicher Perspektiven und Glaubenssätze erkundeten. Bei vielen von ihnen steckte der Wunsch dahinter, die eigenen chronischen Gesundheitsprobleme zu heilen, bei denen konventionelle Medikamente nicht geholfen hatten. Es waren Menschen aller Altersgruppen darunter, jeder und jede mit einer eigenen Gesundheitsgeschichte. Ich lernte einen 85-jährigen, makrobiotisch lebenden Hippie kennen, der aus ernährungspolitischen Gründen streng vegan lebte, eine Ernährungsberaterin, zu deren Klienten Stars und Topmanager gehörten, die Chefin eines berühmten Wellness-Centers in New York, einen taoistischen Meister, die Besitzerin eines Pilates-Studios, einen Tai-Chi-Meister, ein paar Michelin-Köche und eine faszinierende ältere Frau namens

Nancy. Sie war eine ehemalige Bibliothekarin der Columbia-Universität und hatte im Lauf eines Jahrzehnts eine ganze Bücherei an Gesundheitsbüchern gelesen, die eine wohlhabende Mäzenin gespendet hatte. Ich traf Ärztinnen, Manager, Gesundheitsfachleute und Bauern, die daran arbeiteten, Traditionen mit neuen Erkenntnissen zu vereinen. Außerdem trat ich dem Beirat von GrowNYC bei, einer New Yorker Umweltorganisation, die die Überzeugung vertritt, dass der Zugang zu gesundem Essen ein grundlegendes Menschenrecht ist. Sie alle waren Pioniere und erkundeten Neuland in den Bereichen Gesundheit und Wohlbefinden – neue Welten, in denen wir nachhaltig und im Einklang mit der Natur leben und essen und jahrhundertealtes Wissen mit moderner Wissenschaft vereinen.

Meine Gespräche mit diesen Reisegefährten lieferten mir viele Anregungen und zeigten mir neue Wege, um meine Lebensweise zu verbessern. Bei jeder Neuentdeckung schrieb und zeichnete ich eifrig in meine Notizbücher. Jede Person, mit der ich sprach, verfolgte einen etwas anderen Ansatz dazu, was ihrem Körper am besten tat; manchmal gehörten auch Vitaminpräparate oder bestimmte Formen von Bewegung dazu. Aber wir alle teilten dieselben Grundsätze: natürliches, pflanzenbasiertes Essen und das Streben nach Gleichgewicht und Mäßigung. Außerdem einte uns die Offenheit für Neues und die Neugierde darauf, von den Traditionen anderer Kulturen zu lernen.

Wir sprachen darüber, wie wichtig es ist, westliche und östliche Medizin zu kombinieren, über unsere Überzeugung, dass viele chronische Krankheiten durch eine Ernährungsumstellung vermieden oder geheilt werden können, und über den Gedanken, dass wir erst die Ursachen unserer Krankheiten verstehen und natürliche Eingriffe ausprobieren sollten, bevor wir auf medizinische Lösungen zurückgreifen. Meine Erfahrungen auf diesen Reisen führten mir vor Augen, wie wertvoll und vielfältig das Wissen und die Gesundheitstraditionen dieser Welt sind. Wir sind alle durch den menschlichen Geist verbunden. Oft sind die Unterschiede nur oberflächlich, weil unsere Überzeugungen von unseren Erfahrungen und unserem Lebensumfeld geprägt werden. Diese Lektionen öffneten mein Herz und meinen Geist für neue Sichtweisen.

Dabei erkannte ich, dass meine Erkundungen mich verändert hatten, und zwar weit über die körperliche Heilung hinaus. Inzwischen hatte ich endlose Fragen an meine Eltern über die Bedeutung und Entstehung bestimmter Elemente der koreanischen Kultur. Eines Tages erzählten sie mir, dass mein Großvater einst in Korea einen Namensspezialisten aufgesucht hatte, um die *Hanja*-Schriftzeichen für Jungmin, meinen koreanischen Vornamen, auszuwählen. Bei seiner Rückkehr rief er uns in Brooklyn an: Er hatte beschlossen, dass mein Name aus den Schriftzeichen für »rein« und »Geist« bestehen sollte, also »reiner Geist« – schließlich war er Pädagoge. Als ich heranwuchs, flehte ich meine Eltern an, mich Samantha zu nennen, nach dem Star einer US-Fernsehserie. Jungmin war immer mein zweiter Vorname, aber ich benutzte ihn nie, obwohl er, wie ich heute weiß, sorgfältig ausgewählt worden war. Als Kind hätte ich meine ethnische Herkunft manchmal gern abgeschüttelt, jenen Unterschied zu meinen amerikanischen Freundinnen, der die Aufmerksamkeit auf sich zog und Erklärungen erforderte. Aber inzwischen benutze ich lieber den koreanischen Namen, den mein Großvater mir gegeben hat. Ich möchte eine stärkere Verbindung zu meiner kulturellen Identität schaffen, die bisher ziemlich verschüttet war. Heute versuche ich, meine koreanische Herkunft genauer wahrzunehmen und mehr Fragen zu stellen. Meine Neugierde hat auch dazu geführt, dass ich Verbindungen zu verschiedenen Kulturen entdeckt habe und häufiger die Welt bereise.

Mein gesundheitlicher Neustart

Nach meiner Notaufnahme im Krankenhaus beschloss ich, auf meinem Weg zur Heilung mit so vielen Menschen wie möglich in Verbindung zu treten. Während ich nach Möglichkeiten suchte, mein kaputtes Verdauungssystem zu kurieren, sprach ich mit Ärzten, Ernährungswissenschaftlerinnen, Wellness-Fachleuten und Bekannten, die ähnliche Probleme hatten. Ich hörte mir Podcasts an und las alle Bücher, die ich finden konnte. Dabei schockierte es mich, wie viele andere Menschen im Stillen mit ähnlichen Verdauungsproblemen kämpften und sie einfach als Teil des Lebens akzeptierten.

Die meisten Menschen mit vergleichbaren Gesundheitsproblemen kannten die Lösungen nicht, die ich später entdeckte, und nahmen an, ihr Leiden sei normal. In dem Sommer nach Beginn meiner Gesundheitsprobleme ergänzte ich meine Erfahrungen in Asien um einen Termin bei einer berühmten Ärztin für funktionelle Medizin, die mir eine Freundin wärmstens empfohlen hatte. Die konventionelle Medizin befasst sich in erster Linie damit, oberflächlich Sichtbares zu diagnostizieren und zu behandeln – Symptome und Krankheiten. Dagegen achtet die funktionelle Medizin auf das, was unter der Oberfläche liegt, an der Wurzel der Krankheit: Umgebungs- und Lebensstil-Faktoren wie Schlaf und Entspannung, körperliche Bewegung, Ernährung, Stress, Beziehungen, saubere Luft und Wasser.

Die Ärztin ließ mein Blut gründlich untersuchen, wozu auch Tests zur Versorgung mit Mikronährstoffen und zu Lebensmittelunverträglichkeiten gehörten. Die Ergebnisse waren sehr informativ und überraschend: Der Lebensmitteltest zeigte, dass mein kranker Körper nicht gut auf das reagierte, was ich für ein gesundes Frühstück gehalten hatte: zwei bis vier Eier jeden Morgen. Außerdem ergab er, dass ausgerechnet grüne Bohnen nicht mit meinem geschädigten Verdauungssystem kompatibel waren. Die Blutanalysen wiesen auf einen Mangel an den Vitaminen D und B12 hin, der durch mehr Zeit im Sonnenlicht, vitaminreicheres Essen oder Vitaminpräparate behoben werden sollte. Wenn ich heute daran zurückdenke, so fühlte ich mich tatsächlich jeden Morgen nach dem Frühstück ein bisschen unwohl, aber ich hatte das auf die Nervosität vor Besprechungen geschoben, mit der ein normaler Arbeitstag beginnt. Wie viele andere Menschen außer mir essen ebenfalls unwissentlich zu viel von etwas, das ihnen in Wahrheit schadet, oder ernähren sich so nährstoffarm, dass ihr Körper nicht richtig funktioniert?

Die Ärztin verschrieb mir eine Auswahl veganer, pflanzenbasierter Tinkturen und Pulver, die meinen Darm heilen sollten, darunter Glutamin-Pulver, Süßholzwurzel und Knochenbrühe in Pulverform, außerdem Probiotika zur Förderung gesunder Magenbakterien sowie Enzian-Bitterwurzel gegen Blähungen. Außerdem schlug sie eine einfachere Ernährung aus Vollwertprodukten vor und riet mir, einige Wochen Pause bei den Eiern und grünen Bohnen einzulegen, die mein geschädigter Darm nicht vertrug, damit dieser heilen konnte.

In dieser Zeit kochte mein Mann mir sanfte, darmschonende Gerichte und Suppen (siehe das Rezept für Fischsuppe mit Papayas, S. 232) und servierte mir Ananas und Papayas, tropische Früchte, die Verdauungsenzyme enthalten. Diese Heilmethoden hatte er von der Person erlernt, die in seiner Familie traditionelles Wissen bewahrte – seiner Mutter, die einen Großteil ihres Lebens in China und Hongkong verbracht hatte. Seine Familie hatte den traditionellen Lebensstil stärker bewahrt als meine, und so hatten ihn diese heilsamen Rezepte bis ins Erwachsenenleben begleitet. Allmählich begriff ich wirklich, dass Essen eine Sprache der Liebe darstellte – einen kulturell bedeutsamen Weg, Zuneigung zu zeigen.

Während ich diese Veränderungen umsetzte, damit mein Körper genesen konnte, bemerkte ich, dass sich mein Gaumen umstellte. Ich ertappte mich dabei, dass ich die natürliche Süße eines schlichten Obststücks genoss, und lechzte nach dem Geschmack und Geruch der üppigen Brühe meines Mannes, die auf dem Herd vor sich hin köchelte. Meine Haut wurde ganz rein. Im Lauf der Zeit fühlte ich mich immer leichter und energiegeladener. Außerdem ging es mir körperlich viel besser. Mein Darm war auf dem Weg zur vollständigen Genesung, und meine Magenschmerzen nach jeder Mahlzeit waren fast verschwunden. Und ich freue mich, berichten zu können, dass ich wieder Eier und grüne Bohnen genießen kann, seit mein Darm geheilt ist. Ich versuche, vor allem vollwertige Nahrungsmittel zu essen. Bei mir hat das am besten funktioniert, aber die Suche nach den Ursachen von Entzündungen oder Unverträglichkeiten ist etwas sehr Persönliches. Wenn Sie ein medizinisches Problem haben, empfehle ich Ihnen dringend, Änderungen in Ihrem Lebensstil vorzunehmen und parallel dazu medizinischen Rat zu suchen. Ihr Arzt oder Ihre Ärztin kann Ihnen mit Tests auf Lebensmittelunverträglichkeiten, Vitaminmangel und Ähnliches helfen.

Meine Genesungsphase war eine Familiensache. Wenn ein Elternteil ausfällt, lockern sich die Verbindungen, die einen Haushalt zusammenhalten. Mein Mann zeigte sich der Herausforderung gewachsen, wurde zum Super-Dad und schob Doppelschichten mit den Kindern, damit ich mich ausruhen konnte. Außerdem umsorgte er mich mit allen möglichen traditionellen Rezepten, die seine chinesische Mutter ihm beigebracht hatte, darunter lange geköchelte Brühen, die ich den ganzen Tag über trank, und Gerichte aus frischem Obst und Gemüse. Seine Unterstützung und das liebevoll zubereitete Essen waren unermesslich hilfreich.

Neben dem Essen bestand eine meiner tief greifendsten Lektionen darin zu lernen, wie man Phasen der Entschleunigung einlegt.

Beim Beobachten der Hundertjährigen in Asien hatte ich gelernt, dass ich mich nicht beeilen musste, um meine Lebensziele zu erreichen. Wenn ich mich um meinen Körper kümmerte, würde ich mehr Zeit haben als gedacht. Auch eine Unterbrechung des hektischen Wirbelwinds, aus dem mein Arbeitsleben bisher bestanden hatte, erwies sich als unschätzbar wertvoll. Ich hatte mich an einen Zustand der ständigen Erschöpfung gewöhnt, und mein heruntergewirtschafteter Körper flehte nach häufigeren Pausen. Nach anfänglichem Zögern fing ich schließlich sogar an, mit kurzen Zeiten der Meditation zu experimentieren, wie sie die buddhistischen Nonnen praktizieren, und benutzte dafür eine App namens Headspace, in der einen die Stimme Andy Puddicombes, eines ehemaligen buddhistischen Mönchs, durch die Momente der Stille führt.

Mein Freund Minh wuchs bei buddhistischen chinesischen Eltern auf, begann als Student in Yale, den Lehren des koreanischen Buddhismus zu folgen, und lebt heute als viel beschäftigter Manager in Hongkong. Er betrachtet Meditation als Lebensstil und gab mir Hinweise für den Einstieg. So erklärte er mir, dass Meditation aus den drei Teilen Körper, Atem und Geist besteht. Zunächst setzt man sich gerade hin und versucht, jede einzelne Körperzelle zu entspannen, darunter Gesicht, Schultern und Körper. Er findet es hilfreich, die Augen leicht geöffnet zu halten, während man auf dem Boden ruht, um wach und im Moment zu bleiben. Dann atmet er wie auf Seite 183 beschrieben. Er ist ein wunderbares Beispiel dafür, wie traditionelle, uralte Wege zum Wohlbefinden erfolgreich in die Gegenwart übertragen werden können, um viel beschäftigten, beruflich aktiven Menschen zu helfen. Er schreibt seine Erfolge im Leben seiner Meditationspraxis zu – durch sie bleibe er in Krisenzeiten ruhig und verliere nie das Ziel aus den Augen.

Nachdem ich mich mithilfe natürlicher Methoden vollständig erholt hatte, fragte ich mich: Warum kam es nicht häufiger vor, dass Menschen diese natürlichen ersten Schritte empfehlen? Ich hatte das Gefühl, eine unglaubliche Entdeckung gemacht zu haben, die mich selbst radikal veränderte, und wollte andere daran teilhaben lassen.

Meine Experimente zeigten mir, dass Essen eine besonders wichtige – wenn nicht *die* wichtigste – Rolle für unseren persönlichen Gesundheitszustand spielt. Das Essen, das wir zu uns nehmen, liefert unseren Körperzellen Anweisungen für ihre Arbeit und die Rohstoffe, die sie dazu brauchen. Außerdem weiß ich, dass Essen nur in Verbindung mit anderen Dingen wie täglicher Bewegung und Stressmanagement funktioniert. Wenn unsere Stoffwechselprozesse keine gesunden Zutaten geliefert bekommen, brechen sie zusammen, und unser Gesundheitszustand verschlechtert sich, wie bei mir. Ich hatte meine alte Haut abgeworfen, Neos rote Pille geschluckt und konnte nie wieder zu meinem alten Leben zurückkehren.

Was uns wirklich krank macht

Der französische Chemiker Louis Pasteur entwickelte im 19. Jahrhundert die sogenannte »Keimtheorie« – den Gedanken, dass Krankheiten von Mikroorganismen verursacht werden. Damit bahnte er den Weg für medizinische Neuerungen wie Antibiotika. Aber Pasteurs Freund und Kollege, der Physiologe Claude Bernard, glaubte nicht daran, dass Keime uns auf direktem Wege krank machen. Bernard war eher der Auffassung, dass Krankheitsursachen in der Widerstandskraft des körperlichen »Milieus« zu suchen sind. Natürliche Behandlungsmethoden, die auf diesen Nährboden ausgerichtet sind, nutzen die Kraft von Umstellungen der Ernährung und des Lebensstils für unsere Gesundheit und unser Wohlbefinden. In dem internationalen Bestseller *Das Antikrebs-Buch*[35] des französischen Wissenschaftlers und Arztes David Servan-Schreiber werden sie ausführlich beschrieben. Claude Bernard glaubte, dass der Nährboden wichtiger ist als die Keimtheorie, um Krankheitsursachen wirklich zu verstehen, und dass unser Körper selbst Mikroorganismen enthält – das Mikrobiom, um dessen große Bedeutung für unsere Gesundheit wir heute wissen. Die Nährbodentheorie besagt, dass wir nur dann beim Kontakt mit Keimen erkranken, wenn unsere Abwehrkräfte durch ein geschädigtes Immunsystem oder Giftstoffe geschwächt sind; wir werden nicht allein dadurch krank, dass wir Krankheitserregern ausgesetzt sind.

Die moderne Medizin konzentriert sich darauf, Symptome zu kurieren, statt den Nährboden unseres Körpers zu behandeln. Aber dieser Nährboden ist ein essenzieller Aspekt medizinischer Eingriffe in ganz Asien, wo komplementäre Behandlungsmethoden die natürlichen Abwehrkräfte unseres Körpers gegen Krankheiten stärken. Im Gegensatz zur Keimtheorie erklärt die Nährbodentheorie, warum manche Menschen krank werden und andere nicht, obwohl sie den gleichen Pathogenen ausgesetzt sind. Wenn wir die Nährbodentheorie akzeptieren, sollten wir darauf achten, die Schwächen unseres Körpermilieus auszugleichen, um unseren Körper auf die Verteidigung gegen Krankheiten vorzubereiten. Das bedeutet, die Verbesserung der eigenen Gesundheit langfristiger zu betrachten – eine natürliche, auf Vorsorge ausgerichtete Perspektive, die auf Dauer besser für uns ist.

Wenn ich heute an die Jahre seit meinem Besuch in der Notaufnahme zurückdenke, erkenne ich die frühen Warnsignale: chronischer Stress, leichte Magenschmerzen, schlechter Schlaf und Erschöpfung. Der ständige Stress, unter dem mein Körper stand, schädigte mein Mikrobiom, meine Darmflora und meine Magenwände, was zu Entzündungen im Darm führte. Wenn Stress chronisch wird, ist es medizinisch unerlässlich, eine Pause – und sei es auch nur eine kleine – in dem hyperaktiven Kreislauf einzulegen, damit der Körper in einen ausgewogenen Zustand der Homöostase zurückfinden und normal funktionieren kann. In der heutigen Kultur ist chronischer Stress allgegenwärtig, und er schädigt nicht nur das Mikrobiom, sondern alle Systeme im Körper – Immunabwehr, Verdauung, Fortpflanzung und Kreislauf. Außerdem führt er zur vorzeitigen Alterung (ein Anzeichen dafür, dass unsere Zellen übermäßig schnell absterben).

Vor meiner Gesundheitskrise dachte ich arroganterweise, ich sei darüber erhaben, ernsthaft krank zu werden, weil ich regelmäßig Sport trieb und (meistens) gesunde Lebensmittel zu mir nahm. Ich nahm an, der Stress, unter dem ich stand, sei hilfreich. Er hielt mich auf Trab, und phasenweise kann Stress tatsächlich nützlich sein. Aber mein Stress war chronisch, und ich kämpfte mich durch, wobei ich sämtliche Anzeichen gesundheitlicher Probleme ignorierte. Obwohl ich aus einer Medizinerfamilie stamme, begriff ich seltsamerweise die Bedeutung von Selbstfürsorge nicht, *bevor* meine Gesundheit in Gefahr war. Trotz regelmäßiger Vorsorgeuntersuchungen, Sport und einer einigermaßen gesunden Ernährung hatte ich keinerlei Bewusstsein für Ungleichgewichte in meinem Körper.

Entzündungen sind nichts Schlimmes, solange sie nur ein paar Tage anhalten wie beispielsweise eine Schwellung, nachdem man sich in den Finger gestochen hat. Es handelt sich um eine ganz normale Reaktion des Immunsystems auf eine Infektion oder Verletzung. Aber wenn Sie an chronischen Entzündungsschmerzen leiden, die monate- oder jahrelang anhalten, weist das wahrscheinlich auf ein schwerwiegendes Problem hin. Leichte Entzündungen zeigen sich anfangs in milden Symptomen wie Kopfschmerzen, Erschöpfung, Gedächtnis- und Konzentrationsschwierigkeiten, Sehstörungen, Kurzatmigkeit, Blähungen, Übergewicht, Neigung zu Hämatomen und schlecht heilenden Verletzungen, dunkler oder dicker werdender Haut, unruhigem Schlaf, Muskelschwäche und -schmerzen, Löchern in den Zähnen, Senkfüßen und sogar vorzeitigen Hautfalten. Diese scheinbar harmlosen Symptome können frühe Anzeichen für fortgeschrittene Entzündungen (beispielsweise Herzkrankheiten) sein, die unbehandelt schwerwiegende Folgen haben könnten.

Zwei Jahre nach Erscheinen seines Bestsellers *Das Antikrebs-Buch* entdeckte der Autor David Servan-Schreiber durch zahlreiche Gespräche und neue wissenschaftliche Erkenntnisse, dass die Verbindung zwischen Körper und Geist wichtig genug war, um in der zweiten, erweiterten Ausgabe seines Buches das Kapitel »Die Antikrebs-Psyche« zu ergänzen. Dort argumentiert er, dass negative Gefühle wie Spannungen und Sorgen chronisch werden und/oder sich verschlimmern können, wenn sie ignoriert würden. Dann tragen sie zu entzündlichen Prozessen bei, die Krebs – und andere Krankheiten – fördern.

Die Verbindung zwischen Körper und Geist ist inzwischen wissenschaftlich gut dokumentiert, aber als normaler Mensch außerhalb des Gesundheitswesens kam ich nie auf den Gedanken, dass mein Stress nicht nur chronisch war, sondern negative Auswirkungen auf meinen Körper hatte. Wie der Arzt Gabor Maté in seinem Buch *Wenn der Körper nein sagt*[36] erläutert, sind die versteckten Kosten von Stress dessen negative Folgen für unser Immunsystem. Maté erklärt, dass Krankheiten die Art sind, wie unser Körper Nein zu etwas sagt, das der Geist nicht erkennen kann oder will, denn unsere Emotionen sind elektrische, chemische und hormonelle Signale des Nervensystems, die wichtige Organe und unsere Abwehrkräfte beeinflussen. In seinem Buch *Das Trauma in dir*[37] beschreibt Bessel van der Kolk, wie negative Erinnerungen, insbesondere traumabedingter Stress, die Art verändern, wie das Gehirn unsere Körperfunktionen regelt. Er schreibt: »Die neurowissenschaftliche Forschung zeigt, dass wir das, was wir fühlen, nur verändern können, indem wir uns unseres *inneren* Erlebens bewusst werden und lernen, uns mit dem, was in uns vor sich geht, vertraut zu machen.«

Was Heilung bedeutet

Prävention ist die beste Form der Gesundheitsfürsorge – das ist nicht nur die Auffassung der funktionellen Medizin, sondern gilt auch aus Sicht der traditionellen Schulmedizin. Aber viele Menschen in der westlichen Welt, mich eingeschlossen, verfolgen diesen Ansatz nicht, sondern befassen sich erst dann mit Selbstfürsorge, wenn Gesundheitsprobleme auftauchen. Dabei ist es nie zu spät, oder zu früh (wie koreanische Kleinkinder uns zeigen), um proaktiv und vorsorgeorientiert mit der eigenen Gesundheit umzugehen, durch Selbstwahrnehmung und Früherkennung. Wenn wir uns diesem Lebensstil verschreiben, können wir tatsächlich die Basisursachen beheben, die später gravierende Gesundheitsschäden auslösen könnten. Und das ist nicht schwer. **Wir alle können kleine Veränderungen in unseren Ernährungs- und Lebensgewohnheiten vornehmen, um chronische Entzündungen zu verhindern – natürliche Lebensmittel, tägliche Bewegung, Kontakt zur Natur, Erholung und Stressmanagement sowie emotionale Unterstützung aus intakten Beziehungen. Die Kraft zur Selbstheilung liegt in unserer Hand.**

Ich entdeckte, dass ich mich körperlich viel besser und energiegeladener fühlte, nachdem ich raffinierten Zucker aus meiner Ernährung gestrichen hatte. Außerdem fand ich heraus, dass ich würzige, fermentierte Suppen deutlich lieber mochte als die gesüßten Smoothies, die ich oft trank, und allmählich wurde ein Großteil meiner pflanzlichen Ernährung ebenfalls salzig. Ich esse (und mag) immer noch Eier und grüne Bohnen, aber nicht mehr so häufig wie früher, und merke, dass ich mich dadurch besser fühle.

Freunde fragen mich oft, wie lange meine »Heilung« gedauert habe, nachdem ich diesen neuen Ernährungs- und Lebensstil angenommen hatte. Jeder Weg ist individuell und einzigartig, aber für mich dauerte es insgesamt zwei Jahre, bis mein Körper, mein

Geist und meine Seele geheilt waren. Ich fühlte mich zwar sofort besser, nachdem ich Lebensmittel wie raffinierten Zucker aus meiner Ernährung gestrichen hatte, aber meine gesamte Transformation – vom Arbeitstier, das nie kochte und kaum schlief, zu einer Person, die häufiger lacht und jeden Tag darüber nachdenkt, wie sie sich und ihre Lieben ernähren könnte – verlief eher graduell. Dabei begann ich, die Vorstellung des »Nahrhaften« von meinem Körper auf andere Aspekte meines Lebens zu übertragen: Ich widmete Dingen mehr Zeit, die meine Seele nährten, beispielsweise echten Freundschaften, und tat häufiger etwas, das mir Freude machte, wie wandern, zeichnen, Musik hören oder Bücher lesen.

Wie der buddhistische Mönch Haemin Sunim schrieb: »Kämpfe nicht, um deine Wunden zu heilen. Gieß einfach Zeit in dein Herz und warte. Wenn deine Wunden bereit sind, heilen sie von allein.«

Die »Drei Schätze«

Im Zentrum der südkoreanischen Flagge befindet sich ein rot-blauer Kreis, der *Taegeuk* genannt wird und das kosmische Gleichgewicht symbolisiert, die ständige Interaktion zwischen Yin und Yang. Yin und Yang sind ursprünglich Begriffe aus der chinesischen Philosophie, in der gegensätzliche Kräfte als einander ergänzend, miteinander verbunden und voneinander abhängig gesehen werden; durch ihre enge Beziehung können sie sich gegenseitig hervorrufen. Meine koreanischen Vorfahren müssen angenommen haben, dass die Menschheit untrennbar zwischen Himmel (dargestellt durch den oberen, roten Yang-Bereich des *Taegeuk*) und Erde (dem unteren, blauen Yin-Bereich) existieren und eine enge Beziehung sowie ein Weg zum harmonischen Zusammenleben zwischen den dreien existiert.

Das *Taegeuk* steht für die diametralen Gegensätze in der natürlichen Welt, die uns umgibt – Licht und Dunkelheit, Hitze und Kälte, Feuer und Wasser, männlich und weiblich. Die traditionelle Medizin basiert darauf, ein Gleichgewicht zwischen Yin und Yang im Körper aufrechtzuerhalten. Wenn ein Ungleichgewicht besteht, werden wir krank. Daher muss der Körper ständig überwacht und gesteuert werden, damit er zur Homöostase zurückfindet. Wenn der Körper beispielsweise zu heiß ist, müssen wir ihn kühlen. Wenn wir durch Schwitzen Wasser und Salz verlieren, müssen wir dem Körper diese Stoffe zuführen. Außerdem müssen wir der Jahreszeit entsprechend essen und das respektieren, was die Natur uns bietet, um das Gleichgewicht zu wahren.

Unser Geist, unser Körper und unsere Seele sind in einem permanenten Zustand des Wandels, und wir müssen sie immer wieder ins Gleichgewicht bringen. Um diese homöostatische Balance aufrechtzuerhalten, verwenden Praktizierende der traditionellen chinesischen Medizin das Konzept der »Drei Schätze«: *Jing* (Essenz), *Qi* (Energie) und *Shen* (Geist). Diese Begriffe werden oft mithilfe einer Analogie erklärt: dem Bild einer Kerze. *Jing* ist die Substanz der Kerze, Wachs und Docht, und damit die Grundlage der Drei Schätze, die von den genetischen Anlagen und Energiereserven abhängt. *Qi* ist die Flamme, die Lichtquelle, und damit unsere Lebenskraft oder alltägliche Energie. *Shen* ist das Licht, das die brennende Kerze ausstrahlt; wenn reichlich *Jing* und *Qi* vorhanden sind, wird *Shen* freigesetzt. Die Drei Schätze beschreiben die physiologischen Funktionen aller lebenden Organismen, sie gelten als die Basisenergien, die für die Erhaltung und das Gedeihen menschlichen Lebens unerlässlich sind. Wenn man das Feuer nicht nährt, erstirbt es. **Wir sollten damit rechnen, dass im Lauf unseres Lebens unser Wohlbefinden steigt und sinkt und dass wir uns immer wieder zurück ins Gleichgewicht bringen müssen.** Die Beziehungen zwischen unserem Geist, unserem Körper, unserer Seele und deren Umwelt sind miteinander verwoben und verändern sich ständig, was bedeutet, dass wir sie laufend beobachten und anpassen müssen, um das Gleichgewicht zu wahren. Mit Sicherheit esse, koche oder trainiere ich nicht immer hundertprozentig perfekt, aber ich weiß, wie ich mein Gleichgewicht wiederfinde, wenn ich einmal aus dem Takt gerate. Wir werden niemals den Punkt erreichen, an dem wir absolut »fertig« sind; stattdessen sind wir vollkommen unvollkommene Projekte in Arbeit, und für mich ist es das, worum es im Leben geht. Außerdem weiß ich, dass ich mich in schwierigen Phasen darauf konzentrieren kann, den betreffenden Aspekt meiner Lebenskraft mit den natürlichen Methoden aus diesem Buch zu stärken – eine Arbeit, die nur zu positiven Ergebnissen führen kann.

Essen und Trinken für schnelle Genesung

Vorsorge ist der Schlüssel zu einem langen, gesunden Leben. Aber was passiert, wenn wir uns – was unvermeidlich ist – etwas einfangen und krank werden? Schon eine gewöhnliche Erkältung kann einen Menschen bis zu achtmal pro Jahr erwischen, mit Symptomen wie Husten, Halsweh, laufender Nase, Niesen, Kopf- und Gliederschmerzen, Müdigkeit und Fieber. Erkältungen sind kein Vergnügen, bieten aber eine hervorragende Gelegenheit, die Genesungsphase mit nahrhaftem Essen und Trinken zu verkürzen. Wenn eine Erkältung beginnt und unser Körperbewusstsein wach genug ist, um angesichts der ersten Symptome Alarm zu schlagen, können schon ein paar kleine Anpassungen die Krankheit beizeiten umkehren, indem sie beispielsweise Verstopfungen und Schleim lösen. Die Erkältung muss zwar trotzdem ihren Lauf nehmen, sofortiges Eingreifen reduziert aber ihre Dauer und verhindert, dass die Symptome sich verschlimmern.

Nach Auffassung der östlichen Medizin nivelliert ein gesunder Organismus kleine Ungleichgewichte allein, wenn man ihn lässt, genau wie die buddhistischen Nonnen in Korea es mir beigebracht haben. Der Körper hat die Kraft zur Selbstheilung, wenn er das bekommt, was er wirklich braucht. Bei kleinen Gesundheitsproblemen reinigt sich der Körper auf natürliche Weise selbst, wenn wir genügend Flüssigkeit zu uns nehmen, um Giftstoffe auszuspülen. Viele Praktizierende der östlichen Medizin glauben, dass die Medikamente, die in westlichen Apotheken verkauft werden, die Selbstheilungskräfte des Körpers schwächen und diesen Prozess behindern können. Medikamente gegen Erkältung dienen beispielsweise nur dazu, Symptome wie Schleimfluss zu bremsen, anstatt diesen aus dem Körper abfließen zu lassen.

In der traditionellen asiatischen Küche werden Gerichte nicht nur so zubereitet, dass sie leicht verdaulich sind, sondern auch unauffällig mit Verdauungshilfen kombiniert, darunter fermentierte Nahrungs- und Würzmittel, probiotisch wirkende Suppen, dicke Brühen, Obst mit Verdauungsenzymen und reichlich Flüssigkeit zu jeder Mahlzeit.

Diese Verdauungshilfen funktionieren auch als Behandlung für gewöhnliche Erkältungen. Dabei gelten folgende Faustregeln: wenig feste Speisen, viel Flüssigkeit (Suppen, Wasser, dünner Getreidebrei) sowie leichte, gut verdauliche Nahrungsmittel wie mild gewürztes gedämpftes Blattgemüse (alles mit möglichst wenig Zucker oder Salz). Während der Genesung von einer Erkältung könnte der Speiseplan beispielsweise – neben den bereits genannten – folgende leicht verdauliche Mahlzeiten enthalten:

- Verschiedene Brühen, beispielsweise Miso-Suppe mit Algen und Shiitake-Pilzen oder mit Astragalus-Wurzel, die das Immunsystem stärkt; bei fortschreitender Genesung können weitere gesunde Lebensmittel hinzugefügt werden

- Lange gekochte, wässrige Getreidebreis wie *Juk* (auch *Congee* genannt)
- Kurz gedämpftes oder blanchiertes Blattgemüse wie Kohl, Brunnenkresse oder Spinat mit oder ohne etwas Dressing (aus Zitronensaft und Olivenöl), Salz und Pfeffer oder mit Ghee und Gewürzen
- Gut verdauliche Proteine wie im Ofen gegarter Lachs mit Knoblauch
- Gedämpftes oder gebackenes Gemüse wie Rettich, Bambussprossen oder Lauch (auch die Kochflüssigkeit kann man trinken) sowie Süßkartoffeln
- Warme Getränke wie heißes Wasser oder Kräutertee mit oder ohne Zitrone zur Förderung der Reinigungsprozesse
- Wärmende Zutaten wie Zimt, Kurkuma, Frühlingszwiebeln, Knoblauch und Ingwer, die außerdem antiviral und antiseptisch wirken
- Selleriesaft, der Entzündungen lindert, insbesondere wenn man ihn auf nüchternen Magen trinkt
- Natürliche Entgiftungsmethoden wie kleine Mengen Algen in einer Mahlzeit oder ein heißes Bad mit Bittersalz
- Elektrolyte wie Kokoswasser oder Zitronenwasser mit Salz (siehe S. 139), die den Körper ausbalancieren und mit Flüssigkeit versorgen

Überlieferte Genesungsrezepte aus Asien

In der asiatischen Kultur (genau wie in anderen Kulturen, die ihre kulinarischen Traditionen bewahrt haben) ist es üblich, Hausrezepte zur Behandlung verschiedener Gesundheitsprobleme einzusetzen, die in Genesungsphasen auftreten, beispielsweise im Wochenbett, nach Operationen oder – wie bei mir – während der allmählichen Erholung des Verdauungssystems. So wird in Asien der Erholung nach der Geburt große Bedeutung beigemessen, weil sie Mutter und Kind hilft, eine enge Bindung aufzubauen und die Fähigkeit zum Stillen zu entwickeln, der optimalen Ernährungsform in der ersten Lebensphase. Spezielle Gerichte für junge Mütter, wie sie unten aufgelistet sind, helfen ihnen dabei, all die Flüssigkeit und Mineralien wie Kalzium wieder aufzufüllen, die während der Geburt und beim Stillen verloren gehen. Eiweißreiche Nahrungsmittel geben neue Energie, unterstützen die Schrumpfung des Uterus und lassen den Damm besser verheilen. Ich hatte das Glück, diese nahrhaften Gerichte und die Fürsorge meiner Familie zu bekommen, insbesondere von meiner chinesischen Schwiegermutter. Sie kochte mir unermüdlich reichhaltige Suppen auf Vorrat, sodass ich beide Kinder ein volles Jahr stillen konnte. Auch für andere Familienmitglieder vollbrachte sie in Genesungsphasen kleine Wunder – beispielsweise verabreichte sie meinem Mann nach einer Operation ihre Spezialsuppe und verblüffte die Ärzte damit, dass er sich in wenigen Tagen erholte. Solche Rezepte waren in ihrer Familie von Generation zu Generation weitergereicht worden, darunter viele Suppen, die Kollagenaufbau, Durchblutung, Entgiftung und Knochengesundheit fördern. Wenn in der asiatischen Kultur ein Familienmitglied erkrankt, empfinden die Menschen den natürlichen Drang, durch nahrhaftes Essen ihre Liebe zu zeigen und die Heilung zu fördern.

Fischsuppe mit grünen Papayas

Mein Mann wuchs mit einer Küche auf, in der es eine riesige Auswahl nahrhafter Suppen gab, voller vielfältiger Pflanzennährstoffe, Kollagen aus Knochen, Eiweiß aus Fleisch und verdauungsfördernder Früchte. Meine verstorbene Schwiegermutter gab mir üppige Mengen dieser Suppen zu essen, nachdem ich meine Kinder zur Welt gebracht hatte, und unterstützte andere Familienmitglieder damit bei der Genesung nach Krankenhausaufenthalten. Insbesondere die Suppe aus grünen Papayas und Fisch versorgt uns mit den Ballaststoffen der Papaya, die sich mit Chemikalien und anderen Giftstoffen verbinden und so dazu beitragen, sie aus dem Körper zu entfernen.

Anmerkungen zum Rezept

Wenn Sie einen ganzen Fisch gekauft haben und er im Laden filetiert wurde, können Sie die in Scheiben geschnittenen Filets in der fertigen Suppe bei milder Hitze garen. Die Scheiben schmecken aromatischer, wenn sie vorher kurz in einer Marinade aus Maisstärke, Wasser und etwas Sojasoße eingelegt werden.

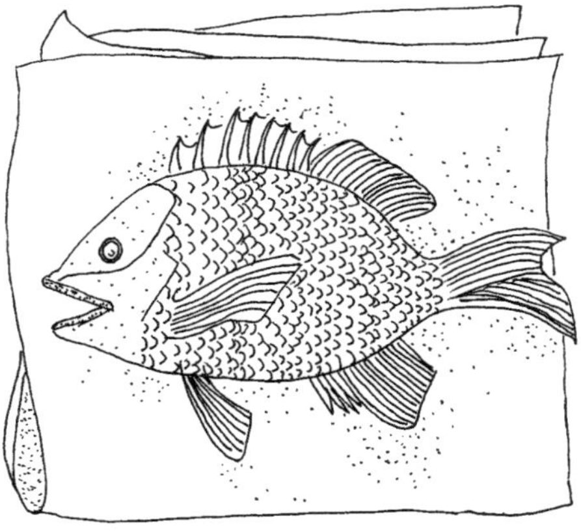

ZUTATEN

Für 8 Personen
500 g Fischköpfe und Gräten vom Wolfsbarsch oder Red Snapper
1 Esslöffel Sesamöl
4–5 dünne Scheiben Ingwer
1 kleine grüne Papaya (ca. 450 g), geschält und in mundgerechte Stücke geschnitten
4 getrocknete Jujuben
1 Esslöffel Gojibeeren
4 Knoblauchzehen, geschält (optional)
2 grüne Frühlingszwiebelblätter, in 2-cm-Stücke geschnitten (optional)
1 ½ Teelöffel Hua-Diao-Reiswein, ähnlich wie Shaoxing-Reiswein oder Sherry (optional)
Meersalz oder rosa Himalaya-Salz und frisch gemahlener weißer Pfeffer

ZUBEREITUNG

1. Fischköpfe und Gräten gründlich unter kaltem Wasser abspülen und trocken tupfen.

2. Das Sesamöl in einem großen Ton- oder Metalltopf bei mittlerer Temperatur erhitzen und den Ingwer hineingeben, um das Öl zu aromatisieren. Die Fischköpfe und Gräten hineingeben und von beiden Seiten je 3 bis 4 Minuten anbraten. So verlieren sie ihren »fischigen« Geschmack und zerfallen beim Kochen nicht.

3. Mit 1,2 Liter Wasser aufgießen und Papaya, Jujuben, Gojibeeren, Knoblauch, Frühlingszwiebeln und Reiswein dazugeben.

4. Zum Kochen bringen, herunterschalten und eine Stunde lang köcheln lassen. Die Suppe vom Herd nehmen und vorsichtig durch ein Sieb abseihen. Alle Zutaten bis auf die Papayawürfel wegwerfen und diese zurück in die Suppe legen. Vor dem Servieren mit Salz und weißem Pfeffer würzen.

In meinem koreanischen Elternhaus hatten wir eigene Hausmittel (siehe S. 239). Neben *Miyeokguk* (Algensuppe) und *Kognamul-Guk* (Sojasprossensuppe), der vereinfachten Version eines Rezepts, das die Mönche gegen Erkältungen anwenden, kochte mein Vater mir immer *Samgyetang*, eine einfache Hühnersuppe, deren mit Frühlingszwiebeln, Jujube, Knoblauch und Klebreis angereicherte Brühe mir Kraft verlieh. Und wenn ich krank war, servierte meine Mutter mir *Juk*, ein koreanisches Standardgericht für Kranke, vor allem bei Magenproblemen. Dieser langsam gegarte Reisbrei hat eine weiche Konsistenz, die leicht zu schlucken und zu verdauen ist, selbst wenn man andere Nahrung nicht bei sich behalten kann. Meine Großmutter machte mir *Baesuk*, indem sie eine Birne mit Honig und Ingwer kochte und mir den heißen Sud als Heilmittel gegen Halsweh oder Husten servierte. Dies sind nur einige der vielen koreanischen Hausrezepte. Als Kind fand ich diese Gerichte ganz normal – heute weiß ich, dass sie viel mehr bedeuten: Sie sind ein ganz konkretes Zeichen ihrer Liebe und Fürsorge für mich, ein unsichtbarer, warmer Mantel der Liebe, mit dem ich inzwischen auch meine eigenen Kinder umhülle.

Machen Sie Ihren eigenen Neuanfang

Bevor Sie Ihre Ernährung oder Ihren Vorratsschrank komplett umstellen, würde ich Ihnen empfehlen, Ihren Gesundheitszustand einmal untersuchen zu lassen und alle Schritte mit Ihrem Arzt oder Ihrer Ärztin abzusprechen. Veränderungen von Ernährung oder Lebensstil haben für jeden Menschen ganz unterschiedliche Auswirkungen, und es gibt keine Universallösungen.

Gluten, Milchprodukte, Soja und Getreide werden oft als Hauptverursacher von Entzündungen angeprangert. Allerdings sind diese Nahrungsmittel nicht für jeden problematisch und werden in vielen

Kulturen gegessen, in denen glückliche, gesunde Hundertjährige leben. Der WWF, eine wichtige gemeinnützige Organisation, die sich um die Erhaltung einer intakten Umwelt bemüht, glaubt nicht an eine »Universal«-Ernährung: Seiner Ansicht nach sollte eine gesunde, nachhaltige Ernährung die reiche Vielfalt der kulinarischen Traditionen und Bedürfnisse unserer Welt widerspiegeln. Ich möchte Sie dazu ermutigen, nicht dem neuesten Diättrend hinterherzulaufen, indem Sie sich glutenfrei, ohne Milchprodukte oder nach dem »Paläo-Prinzip« ernähren. Stattdessen sollten Sie selbst entscheiden. Lernen Sie Ihre physiologische Veranlagung kennen, und passen Sie Ihr Essen optimal an Ihren Körper und seine Bedürfnisse an.

Was Sie mit Ihrem Arzt oder Ihrer Ärztin tun können:

- Machen Sie in einer Praxis für Allergologie oder funktionelle Medizin einen Test auf Essensunverträglichkeiten. Dabei erfahren Sie, ob Sie empfindlich auf bestimmte Nahrungsmittel reagieren und diese deshalb seltener oder gar nicht zu sich nehmen sollten.
- Lassen Sie mithilfe eines Blutbilds feststellen, ob bei Ihnen ein Mangel an Mikronährstoffen wie Vitamin D, Magnesium oder Kalzium vorliegt, und lassen Sie Cholesterol, Blutzuckerspiegel und Tumormarker messen.

Was Sie allein tun können:

- Beobachten Sie Ihren Körper jeden Tag und führen Sie ein Ernährungstagebuch (siehe S. 254), um Veränderungen oder Reaktionen auf bestimmte Lebensmittel festzustellen und zu verfolgen.
- Verbannen Sie alle Nahrungsmittel, die bei Ihnen Entzündungen oder Unverträglichkeiten hervorrufen, aus Ihrer Ernährung.

- Füllen Sie Ihre Speisekammer und Ihren Kühlschrank mit so vielen pflanzenbasierten Lebensmitteln wie möglich.
- Bewahren Sie gesunde Nahrungsmittel so auf, dass sie gut zu sehen und leicht zu erreichen sind.
- Kochen Sie Gerichte auf Vorrat und frieren Sie sie portionsweise ein, um in arbeitsreichen Wochen unkompliziert und gesund essen zu können.

MEIN ASIATISCH INSPIRIERTER VORRATSSCHRANK FÜR LANGLEBIGKEIT

Fermentiertes

- *Doenjang* (koreanische Sojabohnenpaste)
- *Ganjang* (koreanische Sojasoße)
- *Gochujang* (koreanische rote Chilipaste)
- *Gukganjang* (koreanische Sojasoße für Suppen)
- Kimchi
- Miso (japanische Sojabohnenpaste)
- *Natto* (japanische fermentierte Sojabohnen)
- Sauerkraut
- *Ssamjang* (koreanische Mischung aus *Gochujang* und *Doenjang*)

Gemüse & Pilze

- Bittermelone, frisch und als Pulver
- Knoblauch, ganz und als fertige Paste
- Ingwer, frisch und als Pulver
- Ginseng, frisch und als Pulver
- *Goguma* (koreanische Süßkartoffel)
- Kräuter (z. B. Koriander, Petersilie, Minze)
- *Kongnamul* (Sojasprossen)
- *Mu* (koreanischer Rettich)
- Pilze (z. B. Shiitake)
- Perilla (koreanische Minze)
- roter Blattsalat
- Frühlingszwiebeln
- Algen (z. B. *Kombu*, *Miyeok*, geröstete Algenblätter)
- *Shiso* (japanische Minze)
- *Ssukgat* (Speisechrysantheme)
- Gemüse der Saison

Obst

- *Bae* (koreanische Birnen, auch Nashi genannt)
- Zitrusfrüchte (z. B. Zitronen, Limetten, Mandarinen)
- *Gam* (Kaki), frisch und getrocknet
- Jujube, getrocknet
- Kabocha-Kürbis
- Mönchsfrucht, getrocknet
- Obst der Saison

Suppenmischungen & Gewürze

- Sardellen-Suppenbeutel mit *Kombu*-Algen, getrockneten Garnelen, Sardellen und Shiitake
- Astragalus-Pulver
- Bonito-Flocken
- *Gochugaru* (koreanische rote Chiliflocken)
- Fleisch oder Fisch für kollagenhaltige Brühen (z. B. Ochsenschwanz oder *Gulbi*-Fisch)
- *Myeolchi* (getrocknete Sardellen)
- Meersalz oder rosa Himalaya-Salz
- weitere Gewürze (z. B. Kurkuma, Zimt)

Sonstiges

- gesunde Öle (z. B. Sesam-, Kokos- und Olivenöl)
- lila Reis
- fertige *Banchan*-Beilagen wie *Gosari* (getrockneter Adlerfarn), *Doraji* (Ballonblumenwurzel) oder Klettenwurzel
- Körner (z. B. Chia- und Leinsamen, schwarzer und weißer Sesam, Kürbis- und Sonnenblumenkerne)
- Tees (z. B. *Boricha* aus gerösteter Gerste, Matcha-Tee)
- Tofu
- Essige (z. B. Kaki- und Reisessig, Essigessenz, Apfelessig)
- natürliche Würzmittel

Koreanische Genesungsrezepte

»Die Küche einer Mutter kann Körper und Seele heilen.«
Quelle unbekannt

Baesuk (koreanische Birne mit Jujube), koreanisches Heilmittel gegen Erkältungen

Baesuk ist ein traditionelles koreanisches Rezept gegen Erkältungen, mit Birnen als Hauptzutat. Birnen enthalten von Natur aus viel Flüssigkeit – und Wasser ist ein Allheilmittel gegen Krankheiten, vor allem wenn es warm oder heiß getrunken wird. Mit den Birnen vereinen sich vitaminreiche Jujuben, Zimt, Ingwer und Honig zu einem köstlichen Heilmittel gegen Erkältungen, das Schleim austreibt, Halsweh und Husten lindert, den Magen beruhigt, den Stoffwechsel ankurbelt und die Blutgefäße reinigt.

Sie können zwar für dieses Rezept jede beliebige Birnensorte verwenden, aber koreanische Birnen (auch Nashi-Birnen genannt) wirken besonders heilsam. Verglichen mit Bosc's Flaschenbirnen enthalten sie weniger Zucker, mehr Wasser und mehr Ballaststoffe, Mangan, Magnesium und Protein.[38] Außerdem schmecken sie köstlich; sie sind das Lieblingsobst meiner Kinder. Ich schaffe es kaum, zu Hause einen Vorrat davon anzulegen!

Anmerkungen zum Rezept

Birnen sind gut für den Dickdarm, weil sie Chlorogensäure enthalten, einen bioaktiven Inhaltsstoff, der auch in Äpfeln zu finden ist. Er kurbelt den Stoffwechsel an und trägt zur Fettverbrennung bei. Außerdem konnte nachgewiesen werden, dass er das Wachstum von Tumoren hemmt. Gedünstete Birnen werden auch bei Lungen- und Atemproblemen empfohlen, weil sie Schleim und Verstopfungen lösen.

Gekochte Birnen – und Äpfel – fördern insbesondere die Darmgesundheit. Sie regelmäßig zu essen kann Magenprobleme und Völlegefühle lindern. Beim Kochen geben Birnen zusätzliches Pektin ab, einen Ballaststoff, der die Darmbakterien ernährt.

Jujuben sind vollgepackt mit den Vitaminen A, B1 und B2, und sie enthalten zwanzigmal so viel Vitamin C wie Zitrusfrüchte. Außerdem versorgen sie uns mit Mineralien, die die Knochengesundheit fördern, darunter Magnesium, Kupfer, Mangan und Kalium.

ZUTATEN

Für 2 Personen

2 koreanische Birnen (oder eine andere Birnensorte wie Bosc's Flaschenbirne)
3 getrocknete Jujuben, entkernt und gehackt
½ Teelöffel Zimt
1 Esslöffel geriebener frischer Ingwer
1–2 Esslöffel Honig nach Geschmack (optional)

ZUBEREITUNG

1. Von beiden Birnen oben einen ungeschälten »Deckel« abschneiden. Den unteren Teil aushöhlen und die Kerngehäuse entfernen.

2. Die entkernten Birnenhälften mit Jujuben, Zimt, Ingwer und Honig (wenn Sie welchen verwenden) füllen. Die Deckel wieder aufsetzen, sodass zwei »ganze« Birnen entstehen.

3. Ein Dämpfsieb oder eine Schüssel in einen Topf mit heißem Wasser stellen; das Wasser sollte das Sieb nicht berühren. Die Birnen vorsichtig auf das Sieb setzen und mit Deckel eine Stunde bei niedriger Temperatur dämpfen oder so lange, bis die Birnen weich sind. Zwischendurch nachsehen und Wasser nachgießen, wenn nötig. Heiß servieren.

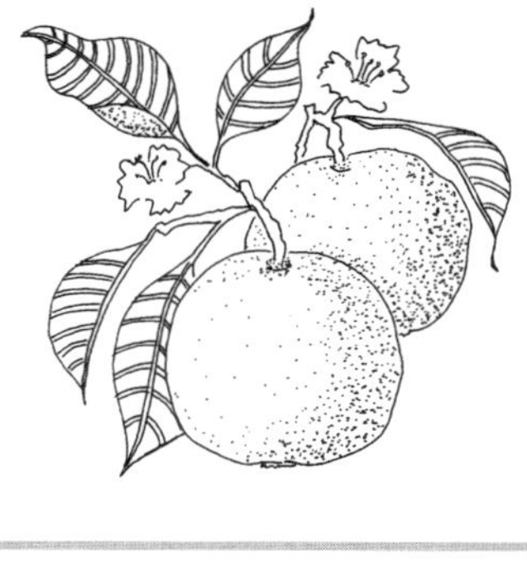

Juk (koreanischer Reisbrei), bei verdorbenem Magen

Ob ein geliebter Mensch sich den Magen verdorben hat, gerade aus dem Krankenhaus heimkommt oder schlicht und einfach hungrig ist – in einem koreanischen Haushalt lautet die Lösung meist *Juk*, auch *Congee* genannt: ein cremiges, leicht verdauliches Gericht aus gekochtem Reis, das üblicherweise vor dem Servieren mit Sesamöl, Sojasoße, Sesam und Frühlingszwiebeln gewürzt wird. Außerdem liefert es eine vielseitige Basis für verschiedene Rezepte mit Abalone-Muscheln, Hühnchen oder Kürbis. *Juk* hat zwar eine uralte Geschichte, die bis zur königlichen Küche Koreas zurückreicht, ist aber schon seit Langem vor allem als ein Rezept bekannt, mit dem man die Reisvorräte eines koreanischen Durchschnittshaushalts in finanziell angespannten Zeiten länger strecken kann.

Wann immer ich als Kind krank war, kochte mir meine koreanische Mutter diesen heilenden Brei, um mich schnell wieder gesund zu machen, und sie packte mich in ein Bett mit frisch gewaschenen Laken. *Juk* beruhigte sowohl mich als auch meinen Magen, wenn ich nichts bei mir behalten konnte. Ich mochte dieses Gericht so gern, dass es das einzige war, das ich schon als Kind kochen lernte. Bis heute lässt mich der nussige Duft von Sesamöl an die Liebe meiner Mutter und die weißen Resopal-Arbeitsflächen in der Küche meiner Kindheit denken.

Dieses Rezept ist für zwei Personen berechnet, die Menge lässt sich aber leicht reduzieren oder erhöhen. Sie können das Grundrezept auch gern ergänzen. Ich verwende am liebsten vorgekochten oder übrig gebliebenen Reis, um die Garzeit zu verkürzen, und gebe zum Schluss fein geschnittenes, mit Knoblauch, Sesamöl, Salz und Pfeffer gewürztes Hühnerfleisch dazu. Oder ich koche fein gehacktes Gemüse wie Karotten, Staudensellerie und Pilze mit dem Reis.

ZUTATEN

Für 2 Personen (Menge beliebig anpassbar)

200 g gekochter Rundkornreis
¾ Liter Hühnerbrühe oder Wasser
1 Handvoll fein gehacktes Gemüse: Karotten, Staudensellerie, Pilze (optional)
1 ½ Teelöffel Sesamöl
1 Handvoll gekochtes Hühnerfleisch (optional)
½ Teelöffel *Gukganjang* (koreanische Sojasoße für Suppen) oder eine andere natürlich hergestellte Sojasoße
1 ½ Teelöffel Sesam zum Garnieren (optional)
grüne Frühlingszwiebelblätter, in feine Ringe geschnitten, zum Garnieren (optional)

ZUBEREITUNG

1. Den gekochten Reis in einem mittelgroßen Topf mit Brühe oder Wasser zum Kochen bringen.

2. Wenn gewünscht, Karotten, Staudensellerie und Pilze in den Topf geben und unter Rühren 10 bis 15 Minuten mitköcheln lassen, bis das Gemüse weich und die Brühe sichtlich eingedickt ist. Den Reisbrei mit Sesamöl würzen.

3. Wenn Sie Hühnerfleisch verwenden, in den letzten Minuten der Garzeit unterrühren.

4. In Suppenschalen umfüllen und die Sojasoße darübergießen. Nach Geschmack mit Sesam und Frühlingszwiebeln garnieren.

Kongnamul-guk (Sojasprossensuppe), koreanisches Rezept gegen Kater

In Korea gilt *Kongnamul-guk* als wirksames Mittel, um einen Kater zu vertreiben. Koreaner und Koreanerinnen trinken gern, wenn sie sich treffen, wissen aber auch, dass es heilsame Gerichte gibt, die nach Alkoholexzessen das Gleichgewicht wiederherstellen. Zwei Bestandteile von *Kongnamul* (Sojasprossen) machen sie zu einem perfekten, schnellen Heilmittel gegen die Folgen des Trinkens: Arginin, das entgiftend wirkt, weil es das toxische Stoffwechselprodukt Acetaldehyd zersetzt, das beim Alkoholabbau in der menschlichen Leber entsteht, sowie Asparagusinsäure[39], die die Leber schützt. Darüber hinaus enthalten Sojasprossen, die schon wenige Tage nach dem Keimen geerntet werden, sogar noch mehr Vitamine als ausgewachsene Pflanzen.

Kongnamul haben eine knackige Konsistenz und einen nussigen Geschmack. Sie sind eine beliebte Zutat für viele koreanische Gerichte, darunter Salate oder schlichte *Banchan*-Beilagen. In Korea gilt *Kongnamul-guk* nicht nur als Katermedizin, sondern auch als leichte, nahrhafte Alltagssuppe, die zu den Mahlzeiten gereicht wird.

Anmerkungen zum Rezept

Kongnamul wird aufgrund mehrerer sekundärer Pflanzenstoffe, die hochgradig antioxidative Eigenschaften aufweisen, mit zahlreichen gesundheitlichen Vorteilen in Verbindung gebracht. Dazu zählen zum Beispiel ein verringertes Risiko von Herz-Kreislauf-Erkrankungen und Krebs.[40] *Kongnamul* soll außerdem die Verdauung unterstützen, ein gesundes Darmmikrobiom fördern und Bluthochdruck vorbeugen. *Kongnamul* ist reich an Folsäure, Vitamin K, Eiweiß, Beta-Carotin, Lutein, Vitamin C, Vitamin-B-Komplex, Kupfer und Vitamin E.

ZUTATEN

Für 4 Personen
6–8 mittelgroße bis große getrocknete Sardellen
1 dicke Knoblauchzehe, in dünne Scheiben geschnitten
100 g *Kongnamul* (Sojasprossen)
Meersalz oder rosa Himalaya-Salz und frisch gemahlener weißer Pfeffer
1 Frühlingszwiebel, grüne Blätter, in feine Ringe geschnitten

ZUBEREITUNG

1. In einem mittelgroßen Topf die Sardellen mit dem Knoblauch in 1400 ml Wasser zum Kochen bringen. Auf mittlere Temperatur herunterschalten und ohne Deckel 10 Minuten köcheln lassen. Sardellen und Knoblauch mit einem Sieblöffel aus der Brühe fischen und wegwerfen.

2. Die Sojasprossen waschen und mit einem Teelöffel Salz in die Brühe geben. Einen Deckel aufsetzen und bei mittlerer Hitze weitere 5 Minuten kochen. Mit Salz und Pfeffer würzen.

3. Mit Frühlingszwiebeln garniert servieren.

Doraji (Ballonblumenwurzel), koreanische Hustenmedizin

Doraji, die Ballonblume *Platycodon grandiflorus*, wächst wild in den Bergen Koreas. Die wunderschönen sternförmigen Blüten dieser Pflanze sind strahlend blauviolett. Ihre ebenfalls *Doraji* genannten Wurzeln dienen in der koreanischen Kräutermedizin schon seit Langem als Hausmittel gegen Husten und Asthma; weil sie faserig und bitter sind, werden sie als Tee aufgebrüht oder erst in Wasser eingeweicht und anschließend mit Honig gesüßt oder mit Sesamöl oder Sojasoße gewürzt.

Laut dem *Dongui Bogam*, einem koreanischen Buch über Medizin, das 1613 unter der Joseon-Dynastie veröffentlicht wurde, verbessert *Doraji* die Durchblutung der Lunge und lindert dadurch Kurzatmigkeit, Halsweh, Brustschmerzen und Husten: *Doraji* sei »ein Heilmittel, das wie die Ruder eines Bootes wirkt, indem es jegliche Medizin transportiert und verhindert, dass sie nach unten sinkt und die Energie und das Blut hochtreibt«.[41] *Doraji* zu essen kann die Innenseite der Bronchien stärken, die vor allem im Frühling mit seiner stark verschmutzten Luft anfällig für Infektionen sind. Außerdem trägt es dazu bei, Schleim auszutreiben und die Lungen zu beruhigen, wenn sie zu viel Feinstaub ausgesetzt sind. Studien haben überdies enthüllt, dass *Doraji* bioaktive Verbindungen enthält, die tumor- und entzündungshemmend sowie antidiabetisch wirken.[42]

Haben Sie jemals das beliebte koreanische Reis-Gemüse-Gericht *Bibimbap* bestellt? Dann haben Sie höchstwahrscheinlich schon einmal *Doraji* gegessen, denn es wird häufig als Zutat für dieses Rezept verwendet, genau wie für *Banchan*. In Korea werden die Wurzeln geschält und zerkleinert in Läden oder an Straßenständen verkauft. In anderen Ländern findet man sie getrocknet in koreanischen Lebensmittelgeschäften oder im Internet. Als Jugendliche verstand ich den Wert von *Doraji* noch nicht richtig, aber heute weiß ich diese außergewöhnliche Wurzel sehr zu schätzen und freue mich, wenn ich sie bekommen kann.

ZUTATEN

Für 1 Person (Menge beliebig anpassbar)

50 g getrocknete *Doraji* (Ballonblumenwurzeln)

Honig

ZUBEREITUNG

1. *Doraji* in einer Schüssel mit zimmerwarmem Wasser eine Stunde lang einweichen. Abgießen und in streichholzdünne Streifen schneiden.

2. Nach Geschmack Honig zugeben, um das bittere Aroma abzumildern.

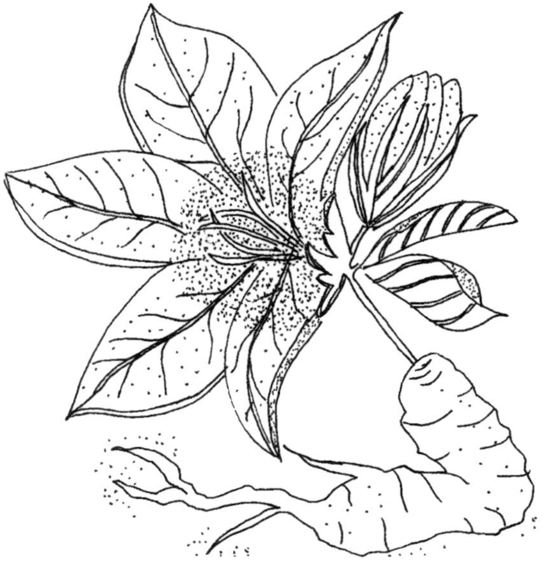

Samgyetang (Hühnersuppe mit Ginseng), koreanisches Mittel gegen Müdigkeit

Samgyetang ist eine würzige Suppe, die aus einem ganzen, mit Ingwer, Klebreis, Knoblauch und Jujube gefüllten Huhn gekocht wird. In Korea isst man sie traditionell an den drei heißesten Tagen des Jahres. Das mag zwar widersinnig wirken, aber die Menschen dort glauben, dass die heiße Suppe mit ihren wärmenden Zutaten Ingwer und Ginseng die Körpertemperatur reguliert, indem sie schweißtreibend wirkt – und Schweiß kühlt. *Samgyetang* ist zwar eine beliebte Sommersuppe, wird aber auch das restliche Jahr über gegessen.

Viele Kulturen haben ihre eigenen Hühnersuppen-Rezepte, aber nur in Korea legt man Wert auf die heilende Kraft der Ginseng-Brühe, die mit weiteren immunkräftefördernden Zutaten wie Ingwer und Jujube kombiniert wird. Insgesamt soll die Suppe unsere Stressresistenz erhöhen, zur Erholung nach Erschöpfungszuständen beitragen, den Blutdruck senken und entzündungshemmend wirken. Ich habe eine weitere Zutat hinzugefügt, die die Abwehrkräfte stärkt und antibakteriell sowie entzündungshemmend wirkt – getrocknete Astragalus-Wurzel in Pulverform. Genau diese Suppe habe ich für meinen Sohn gekocht, als er sich von einer Operation erholen musste. Ich mache sie gern zu Beginn der Woche, sodass ich die Reste von Brühe und Hühnerfleisch die ganze Woche über für weitere Mahlzeiten verwenden kann. Auch mein Vater hat dieses Gericht ständig für mich gekocht.

Anmerkungen zum Rezept

Klebreis soll die Knochendichte erhöhen, Entzündungen lindern, Diabetes regulieren, zur Vorbeugung gegen chronische Krankheiten beitragen sowie Herz und Stoffwechsel stärken.

Ich habe immer Ingwer und gemahlene Astragalus-Wurzel im Gefrierschrank. Sie halten sich bis zu einem Jahr.

ZUTATEN

Für 4–6 Personen
1 ½ Teelöffel Ginsengpulver
1 ½ Teelöffel Astragalus-Pulver
2 Frühlingszwiebeln, weiße Teile für die Suppe, grüne, fein geschnitten, als Garnierung
1 ganzes junges Huhn (etwa 700 g)
Meersalz oder rosa Himalaya-Salz
3 Esslöffel Klebreis (wenn Sie genug Zeit haben: vorher 30 Minuten einweichen und dann abgießen)
ein 3-cm-Stück Ingwer, ungeschält in dünne Scheiben geschnitten
4 Knoblauchzehen (ungeschält)
6 getrocknete Jujuben
frisch gemahlener weißer Pfeffer

ZUBEREITUNG

1. In einem großen Topf das Ginseng- und Astralagus-Pulver mit 1,5 Liter Wasser verrühren. Die weißen Teile der Frühlingszwiebeln mitsamt den Wurzeln hineingeben und bei mittlerer bis hoher Temperatur zum Kochen bringen.

2. Das Huhn innen und außen unter fließendem Wasser abspülen und zur besseren Reinigung mit Salz einreiben. Noch einmal abspülen.

3. Die Bauchhöhle mit Klebreis, Ingwer, Knoblauch und Jujuben füllen. Die Beine mit Küchengarn zusammenbinden, damit die Füllung nicht ausläuft.

4. Das gefüllte Huhn in den Topf geben und Wasser nachfüllen, bis es bedeckt ist. Zum Kochen bringen, dann die Temperatur ein wenig herunterschalten und 20 Minuten kochen lassen. Bei niedriger bis mittlerer Temperatur weitere 30 Minuten köcheln lassen und dabei immer wieder den aufsteigenden Schaum abschöpfen, bis das Huhn gar ist.

5. Beim Servieren Salz, weißen Pfeffer und in Ringe geschnittene Frühlingszwiebeln dazu reichen, damit alle nach Geschmack würzen und garnieren können.

Hören Sie auf Ihren Körper

»Wenn Sie auf Ihren Körper hören, sobald er flüstert,
werden Sie nie hören müssen, wie er schreit.«
Quelle unbekannt

Eine der wichtigsten Vorsorgemaßnahmen für unsere Gesundheit können wir uns zur Gewohnheit machen: jeden Tag unseren Körper mit einer kurzen Untersuchung von Kopf bis Fuß auf Beschwerden und Veränderungen zu überprüfen. Falls wir etwas Ungewöhnliches bemerken, können wir als nächsten Schritt unseren Arzt oder unsere Ärztin befragen. Das täglich zu tun mag vielleicht überflüssig erscheinen, aber es dauert nur ein paar Minuten und kann dabei helfen, wichtige erste Anzeichen schwerer Krankheiten zu erkennen, wie bösartige Knoten oder in meinem Fall die wiederkehrenden Bauchschmerzen, die ich ignorierte, bis ich in der Notaufnahme landete. Körperliche Symptome können Anzeichen für den Gesamtzustand unserer Gesundheit sein.

Wenn ein Teil unseres Körpers verletzt wird, senden unsere Nerven ein Signal an das Rückenmark, das über Botenstoffe dem Gehirn meldet, dass wir Schmerz empfinden. Wenn es sich um leichte oder vorübergehende Schmerzen handelt, können wir uns oft selbst darum kümmern, bis sie wieder verschwinden. Leichte Kopfschmerzen lassen sich zum Beispiel oft durch ein Schläfchen oder mehr Flüssigkeitszufuhr beheben. Dagegen können chronische Kopfschmerzen mit einer Entzündung oder mit Problemen der Blutgefäße im Gehirn zusammenhängen – Schlaganfällen, Infektionen, Hirntumoren oder -verletzungen.[43] In einem solchen Fall sollten Sie auf Ihren Körper hören, bevor sich Ihr Zustand verschlechtert, und sofort Hilfe suchen.

WAS IHR KÖRPER IHNEN EVENTUELL MITTEILT

	gesund	**möglicherweise ungesund**
Handflächen	rosarot mit glänzender, glatter Oberfläche	grau oder farblos
Haar	stark wachsend, glänzend	glanzlos, Haarausfall
Haut	fühlt sich angenehm an, ohne wunde, brennende oder juckende Stellen; fleischfarben	unregelmäßig geformte oder gefärbte Muttermale, graue oder gelbe Haut, Ausschlag, Knoten
Nägel	glatt und rosa	brüchig
Magen-Darm	regelmäßiger täglicher Stuhlgang	Übelkeit, Erbrechen, Sodbrennen oder Reflux, Verstopfung, Völlegefühl
Kardio-Fitness	vier Stockwerke Treppen ohne Pause gehen können[44]; Ruhepuls bei gesunden Erwachsenen: 60–100 Schläge pro Minute	Schmerzen in der Brust, Schwindelgefühle, Ohnmachtsanfälle
Energieniveau	energiegeladen	chronisch erschöpft
mentaler Zustand	generell positive Haltung	chronischer Stress, Depression, Traurigkeit, Ängste, Gefühle von Hilflosigkeit

Führen Sie eine Zeit lang ein Ernährungstagebuch

Ein weiteres Werkzeug, um auf den eigenen Körper zu hören, ist ein Ernährungstagebuch. Dort zeichnen Sie täglich auf, was Sie essen und trinken, außerdem alle positiven oder negativen Symptome, die möglicherweise auftreten. Dies ist ein ebenso simples wie effektives Mittel, das Sie ein bis zwei Wochen lang nutzen können, wenn Sie Ihre Gesundheit verbessern möchten. Bevor ich mein Gesundheitsprojekt begann, hatte ich noch nie etwas von Ernährungstagebüchern gehört.

Ein solches Tagebuch hilft Ihnen dabei, die eigenen Essgewohnheiten bewusster wahrzunehmen, und liefert nützliche Informationen, beispielsweise, ob Bauchschmerzen immer nach dem Essen von Milchprodukten auftreten. Es ist ungefähr so, als würde man den eigenen Weg zurückverfolgen, um einen verlorenen Schlüsselbund wiederzufinden. Und sobald Sie bestimmte Muster identifiziert haben, können Sie Ihre Ernährung zugunsten von Gesundheit und Wohlbefinden umstellen.

Als ich ein Ernährungstagebuch führte, bemerkte ich, dass ich an manchen Tagen meinem Körper nicht genügend Zeit ließ, um das Abendessen vor dem Frühstück zu verdauen – dann schlief ich nur unruhig, und mein Körper bekam nicht die acht Stunden Schlaf, die er braucht, damit ich morgens energiegeladen aufwache. Inzwischen weiß ich, dass ich an einem idealen Tag nach dem Abendessen zwei bis drei Stunden zum Verdauen brauche, in denen ich nichts esse, sondern nur Wasser oder Kräutertee trinke und vor dem Schlafengehen einen Abendspaziergang mache.

Die Ursprünge des Ernährungstagebuchs in Korea

Man könnte sagen, dass die Ursprünge des Ernährungstagebuchs in Korea bis zur Joseon-Dynastie zurückreichen. Damals bat der König einen vertrauenswürdigen Hofarzt, das aus China stammende medizinische Wissen jener Zeit zu systematisieren. Der Arzt sammelte alle bekannten medizinischen Texte sowie die seit Generationen überlieferten traditionellen Hausmittel und Heilkräuter in einer 25-bändigen medizinischen Enzyklopädie mit dem Titel *Dongui Bogam* – wörtlich übersetzt »Geschätzter Spiegel der östlichen Medizin«. Diese Enzyklopädie zur traditionellen Verwendung heilsamer Nahrungsmittel und medizinischer Wirkstoffe in Korea war die vollständigste ihrer Zeit. Ihre einzelnen Bände beschreiben Obst, Gemüse, Fisch und Meeresfrüchte, Mineralien, Jade, Metalle, Insekten, Pflanzen, Kräuter, Pilze, Getreide und andere natürliche Rohmaterialien mit ihrer praktischen Anwendung für die Behandlung erkrankter Körperteile. Das *Dongui Bogam* bestätigt die in Asien allgemein anerkannte Ansicht, dass Essen als Medizin behandelt werden sollte. Indem es die positiven und negativen Reaktionen des Körpers auf verschiedene Nahrungsmittel auflistet, bildet es die Grundlage für die Ernährungstagebücher, die spätere Hofärzte für die jeweiligen Könige führten.

Allgemein bekannte Zutaten wie Walnüsse, Äpfel oder Spinat sind neben ausgefallenen Pflanzen wie Beifuß oder Vogelmiere aufgelistet. Und obwohl dieses Handbuch jahrhundertealt ist, erweisen sich viele seiner Informationen überraschenderweise auch in der heutigen modernen Zeit als wertvoll und relevant. Der Weißdorn wird beispielsweise im *Dongui Bogam* als Pflanze beschrieben, deren Beeren »aufgestautes Essen lösen … und Blutstaus entfernen, die sich in Masse, Schleim und Verdichtungen verwandelt haben …«. Man soll ihn »mit Wasser waschen und weich dämpfen …

dann die Samen entfernen und in der Sonne trocknen«.[45] Das gilt nach wie vor – aktuelle Studien zeigen, dass die nach Apfel schmeckenden Weißdornbeeren bei Verdauungs-, Herz- und Blutdruckproblemen helfen. Heute werden dem Weißdorn antioxidative, entzündungshemmende, krebsvorbeugende, herzstärkende und verdauungsfördernde Eigenschaften zugeschrieben.

Mittlerweile hat die UNESCO das *Dongui Bogam* in das Weltdokumentenerbe aufgenommen, und das uralte Manuskript der Originalausgabe wird in der koreanischen Nationalbibliothek aufbewahrt, als Beweis für die historische Bedeutung funktionalen Essens in Korea.

Jeong: Die unsichtbare Umarmung

In der koreanischen Kultur wird jedes Kind durch einen langsam wachsenden Flickenteppich herzerwärmender Erfahrungen geschützt, die es mit den Menschen, Orten oder Dingen in seinem Leben verbinden wie eine unsichtbare Umarmung. In der koreanischen Kultur wird dies als *Jeong* bezeichnet.

Mein Vater hat mir ein altes Foto von sich geschenkt, um mich daran zu erinnern, wie er als junger Mann aussah. In den buschigen Augenbrauen, vollen Lippen und kantigen Kieferknochen erkenne ich mein eigenes Gesicht wieder, das mich anblickt. Auch die Freunde und Verwandten meines Vaters sehen es, wenn ich sie in Korea besuche. Das Gesicht, das ich von meinem Vater geerbt habe, bringt sie immer dazu, von schönen Erinnerungen an ihn zu erzählen. Es lässt sie an die unsichtbare Umarmung denken, das *Jeong*, das sie im Lauf der Jahre mit meinem Vater verband. Dieses *Jeong* hält sie immer noch zusammen, über Zeit und Raum hinweg, obwohl mein Vater als Arzt in New York lebt und arbeitet, wo er wohl auch seine restlichen Jahre verbringen wird.

Bei meinem letzten Besuch in Seoul begleitete mich der beste Freund meines Vaters, Dr. Choi, unermüdlich durch die Stadt. Die beiden haben in Seoul zusammen Medizin studiert und lieben es, in Erinnerungen an die Zeit zu schwelgen, in der sie es als ehrgeizige junge Kerle mit der ganzen Welt aufnehmen wollten. Wegen des *Jeong*, das Dr. Choi und meinen Vater verbindet, kümmert er sich um meine gesamte Korea-Reise und plant sorgfältig jedes Detail meiner Recherchen dort. Er sorgt sich um meine Sicherheit und meine Fähigkeit, allein zu reisen, und bittet mich, ihm jeden Abend eine Nachricht zu schicken, sobald ich wieder im Hotel angekommen bin. Vielleicht wird Dr. Choi durch meine etwas unheimliche Ähnlichkeit und meine enge Verbindung mit meinem Vater an das *Jeong* erinnert, das die beiden teilen, und er überträgt deshalb die Freundlichkeit und Warmherzigkeit, die er gegenüber meinem Vater empfindet, auf mich. Ich bin die Verkörperung des lieben Freundes, den er seit Jahrzehnten nicht gesehen hat.

Auf Koreanisch bedeutet *jeong dul da* so viel wie »*Jeong* breitet sich aus« – es durchdringt selbst die kleinsten täglichen Begegnungen. Wenn Sie sich koreanische Filme oder Serien anschauen, sollten Sie darauf achten – Sie werden bemerken, dass *Jeong* etwas Unschuldiges, Spielerisches an sich hat. *Jeong* bedeutet, die besten Bissen einer Mahlzeit einem geliebten Menschen anzubieten oder einen Choco Pie, einen Schokokeks mit Marshmallow-Füllung, mit ihm zu teilen. Es zeigt sich, wenn Freunde die ganze Nacht *Soju* trinken und *Noraebang*-Karaoke singen. Wenn ein Fremder seinen Sitzplatz im Zug anbietet oder einem Bedürftigen ein Taschentuch reicht. Es bedeutet, man gibt etwas, ohne eine Gegenleistung zu erwarten. Jeder dieser Akte der Freundlichkeit schafft *Jeong*. Wenn es einmal entstanden ist, wird *Jeong* immer irgendwo in den Tiefen der eigenen Seele erhalten bleiben, egal, vor wie langer Zeit diese Verbindung zu einem Menschen, Ort oder Gegenstand entstanden ist – wie eine dauerhafte Markierung, die nie wieder entfernt werden kann.

Wir können uns *Jeong* als nahrhafte Suppe mit unerklärlich komplexen Aromen vorstellen. Das Wort hat keine Entsprechung in anderen Sprachen – es bezeichnet eine ausgesprochen koreanische Bandbreite an Gefühlen. *Jeong* geht tiefer und ist viel komplexer als eine einfache Umarmung oder ein Kuss, ja sogar als Liebe auf den ersten Blick. ***Jeong*** **ist vieles auf einmal – Liebe, Freundschaft, Empathie, Mitgefühl, Aufrichtigkeit, Loyalität, Opferbereitschaft, Gemeinschaftsgefühl, Verbundenheit, Verwundbarkeit, Zuneigung, Sympathie, Wärme, Leidenschaft, Freundlichkeit, soziale Verantwortung und Großzügigkeit gegenüber anderen.** Als ich das Konzept des *Jeong* begriffen hatte, fiel es mir als US-Amerikanerin koreanischer Abstammung leichter, meine älteren, traditioneller denkenden Familienangehörigen zu verstehen, die tiefe Gefühle empfinden, diese aber nicht wie im Westen üblich durch Umarmungen oder Worte zeigen. Inzwischen begreife ich, wie sehr sie mich auf ihre Art mögen – eine neue Perspektive, die mich ins Nachdenken über unterschiedliche Konnotationen verschiedener Kulturen brachte.

Gegen Ende meiner Korea-Reise stellte Dr. Choi mich einem bekannten Experten für Langlebigkeit vor: Dr. Park, ebenfalls ein Studienkollege, der sich seit Langem mit der Lebenserwartung in Korea beschäftigt. Ich fragte ihn, ob er glaube, dass *Jeong* zum kollektiven Gesundheitszustand und Wohlbefinden in Korea beitrage.

»Meine Liebe, *Jeong* ist der wichtigste Bestandteil des Ganzen.«

Die Psychologie des Jeong

Öffentliche Bekundungen von Zuneigung sind in Korea unüblich; stattdessen gibt es *Jeong*, das über das Körperliche hinausgeht. *Jeong* ist so stark in der koreanischen Kultur verwurzelt, dass es ein ganzes davon abgeleitetes Vokabular gibt: *Mojeong* ist die Liebe und Zuneigung einer Mutter, *Bujeong* die des Vaters; *Aejeong* ist romantische Liebe zwischen zwei Menschen, *Woojeong* Freundschaft; *Miunjeong* ist jene freundschaftliche Mischung aus Liebe und Hass, die bei Rivalitäten entsteht. Schon die Vorstellung eines so umfassenden Konzepts wirkt wie ein Aufruf an alle Koreanerinnen und Koreaner, selbst wenn sie sich fremd sind, einander in guten wie in schlechten Zeiten so umfassend wie möglich zu helfen. *Jeong* liefert uns die Sprache und das Ziel, um jene tiefen emotionalen Bindungen zu schaffen, nach denen wir uns alle sehnen.

In harten Zeiten oder gesellschaftlichen Notlagen tendiert man in Korea zu einer schnellen kollektiven Reaktion – man schließt sich zusammen. Dieses »*Jeong* in Aktion« ist in der gesamten koreanischen Geschichte zu beobachten. Nach der asiatischen Finanzkrise von 1997 sammelten die Südkoreaner privaten Goldschmuck und spendeten Gold im Wert von mehr als zwei Milliarden Dollar,

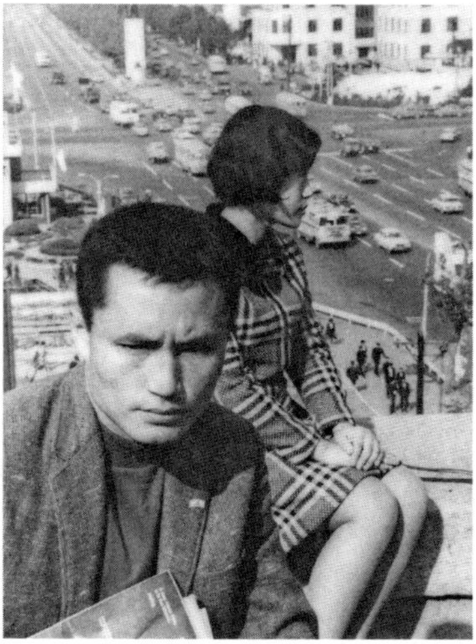

Mein Vater auf einem Pressefoto der großen südkoreanischen Zeitung The Chosun Ilbo, *das ihn als Präsidenten des Studierendenrats des Seoul National University College of Medicine zeigt*

um zur Rückzahlung der nationalen Schulden beim Internationalen Währungsfonds beizutragen. Im Jahr 2013 diagnostizierte die südkoreanische Regierung eine nationale Müllkrise und erließ Vorschriften zum Recycling und zur Kompostierung von Lebensmittelresten. Die Bürgerinnen und Bürger reagierten schnell und beendeten praktisch jegliche Lebensmittelverschwendung im Land. *Jeong* war auch ein entscheidender Faktor bei der koreanischen Antwort auf die Coronapandemie: Die Bevölkerung kooperierte einmütig bei der Nachverfolgung von Kontakten, dem Tragen von Masken und der sozialen Distanzierung. Alle Mitglieder der koreanischen Gesellschaft, auch Kinder und ältere Menschen, gelten als wichtige Bestandteile des sozialen Gefüges und tragen Verantwortung dafür, anderen zu helfen, so gut sie können. Oder, wie es der Journalist Daniel Tudor ausdrückte: »*Jeong* schafft eine Art ungeschriebenen Vertrag, ein Versprechen von Hilfe, wann immer sie gebraucht wird.«

Als kleines Mädchen liebte ich ein Bilderbuch, in dem das alte koreanische Volksmärchen *Heungbu und Nolbu* erzählt wurde. Ich war ganz bezaubert von den einzigartigen Illustrationen, und der knallgelbe Buchumschlag war irgendwann ganz zerfleddert, weil ich das Buch so oft gelesen hatte. Heute verstehe ich, dass ich dabei eine Vorstellung von *Jeong* bekam, die meine Eltern mir vermitteln wollten. In der Geschichte findet Heungbu, der freundlichere von zwei Brüdern, ein Schwalbenjunges mit einem gebrochenen Bein. Er beschützt die Schwalbe vor einer Schlange und nimmt den Vogel mit nach Hause, um ihn zu pflegen, bis er wieder stark genug ist, um zu fliegen. Nach drei Tagen kehrt die Schwalbe mit einem Geschenk zurück, einem Samenkorn, aus dem drei außerordentlich große Kürbisse heranwachsen. Als Heungbu die Kürbisse aufschneidet, entdeckt er darin zu seiner maßlosen Überraschung unvorstellbare Schätze und Reichtümer. Die Schwalbe hat ihn für seine Großzügigkeit, Freundlichkeit und Gutmütigkeit belohnt – *Jeong*-Eigenschaften und Werte, die in der koreanischen Kultur geschätzt und gelehrt werden.

Bis heute wird der Gedanke des *Jeong* durch Märchen, familiäre Gespräche und die Populärkultur verstärkt und weitergegeben. Wenn Sie koreanische Werbespots oder ein K-Drama anschauen, werden Sie bemerken, dass die beliebtesten Figuren mit *Jeong*-Eigenschaften ausgestattet werden. Passenderweise stehen Schwalben für Liebe, Treue, Hilfsbereitschaft und Neubeginn. Darum geht es bei *Jeong*: die Chance, von vorn anzufangen, selbst mit den Menschen, die bereits zu unserem Leben gehören, voller Wohlwollen und Warmherzigkeit.

Jeong-Werte hängen eng mit anderen koreanischen Begriffen zusammen, darunter *woori* und *Nunchi*. *Woori* (wir/unser) wird vor andere Begriffe der koreanischen Sprache gestellt: Korea wird als *woori nara* (unser Land) bezeichnet, die eigenen Familienmitglieder als etwas, das man mit anderen teilt, wie *woori umma* (unsere Mutter) oder *woori ahbuhji* (unser Vater); so entsteht sofort eine begriffliche Verbindung zu anderen Menschen. *Nunchi* steht für außergewöhnliche emotionale Intelligenz, für die Fähigkeit, die Stimmungen anderer zu erspüren und zwischenmenschliche Beziehungen dadurch harmonischer zu gestalten. All diese Begriffe zeigen, wie wichtig der koreanischen Kultur gesellschaftlicher Zusammenhalt ist.

Dr. Cho und Dr. Chung, die an der Seoul National University und der UC Davis Medizin studiert haben und als Psychiater an der University of California Los Angeles arbeiten, haben die koreanische Kultur untersucht. Ihrer Ansicht nach gilt dort eine andere Reihenfolge der Maslow'schen Bedürfnispyramide. Dieses bekannte psychologische Konzept sieht körperliche Bedürfnisse wie Essen, Unterkunft und Kleidung als Grundlage. Die beiden Wissenschaftler hingegen sind der Auffassung, dass in der koreanischen Gesellschaft mit ihrer Betonung von Zugehörigkeit und Gemeinschaft *Jeong* an allererster Stelle steht.[46] *Jeong* ermutigt die Menschen dazu, sich als Angehörige einer großen Familie zu sehen, in der man füreinander sorgt. Niemand wird abgehängt.

Beziehungen sind die wichtigsten Einflüsse auf die Gesundheit

Seit 1938 begleitet ein bahnbrechendes Forschungsprojekt der Universität Harvard die Gesundheit von 268 damaligen Harvard-Studenten in einer der ältesten wissenschaftlichen Langzeitstudien zum Wohlbefinden Erwachsener. Robert Waldinger, Psychiatrie-Professor an der Harvard Medical School und aktueller Leiter der Studie, hat die Untersuchung auf die Kinder der ursprünglichen

Testpersonen ausgedehnt und ein Buch über seine Befunde veröffentlicht: *The Good Life*.[47] Die Teilnehmenden wurden auf vielfältige Weise erforscht – über medizinische Daten, persönliche Interviews, Fragebögen, Messungen der Hirnaktivität, DNA-Tests, Kernspintomografien sowie Aufzeichnungen zu ihren Erfolgen oder Misserfolgen in Ehe und Beruf. Selbst ihre Handschrift wurde untersucht.

Als die Studie begann, vermuteten die Verantwortlichen, dass Glück und Zufriedenheit im Leben in erster Linie von körperlicher Konstitution, geistigen Fähigkeiten und Charaktereigenschaften geprägt würden. Nach einiger Zeit zeigte sich allerdings, dass die Existenz und die Qualität enger Beziehungen im Leben einer Person bessere Vorhersagefaktoren für Langlebigkeit, Glück und Gesundheit waren als Variablen wie Cholesterolspiegel, Intelligenzquotient, sozialer Status oder Berühmtheit. Waldinger schreibt dazu: »Es ist wichtig, dass wir uns um unseren Körper kümmern, aber unsere Beziehungen zu pflegen ist ebenfalls eine Form der Selbstfürsorge. (…) Sie schützen Menschen vor den Enttäuschungen des Lebens und tragen dazu bei, den geistigen und körperlichen Verfall hinauszuzögern. (…) Das gute Leben ist aus guten Beziehungen aufgebaut.«[48]

Auf ähnliche Weise hält *Jeong* mit seiner Ausrichtung auf tiefe gemeinschaftliche Verbundenheit die Menschen in Korea zusammen und lässt sie stabile Beziehungen aufbauen. *Jeong* wirkt wie ein Gegenmittel zu sozialer Isolation und Einsamkeit – Faktoren, die das persönliche Risiko für Demenz und vorzeitigen Tod ebenso stark erhöhen wie Rauchen, Fettleibigkeit, Alkoholismus oder Bewegungsmangel.[49]

Jeong als Lebensprinzip

Einmal hatte ich in Seoul Gelegenheit, mit koreanischen Verwandten zu essen, die ich viele Jahre lang, seit meiner Teenagerzeit, nicht mehr gesehen hatte. Ich genoss es sehr, Cousins und Cousinen wieder zu treffen, die keine Kinder mehr waren, und zu erfahren, was aus ihnen geworden war. Gunwan, der immer schon als *ttogttog* (intelligent) gegolten hatte, arbeitete beispielsweise als Ingenieur bei Samsung. Als ich meine Tante Misook-Komo sah, eine Doppelgängerin meines Vaters und von mir, rannte sie sofort auf mich zu. »Aigu, Michelle-y-yah!« Sie packte mich am Arm, als wäre keine Minute vergangen seit damals, und wir brachten uns einander auf den neuesten Stand der jeweiligen Familienereignisse. Ich sagte ihr, wie hübsch ich ihre Glasperlenkette fände, und sie nahm sie sofort ab und legte sie mir um den Hals. Die Kette war noch warm und fühlte sich an wie ein greifbares Stück jenes *Jeong*, das immer zwischen uns existieren würde. Ich empfand ein tiefes Gefühl von Liebe.

Wann immer ich die K-Town in Manhattan besuche oder koreanische Lebensmittel in einem H-Mart-Lebensmittelgeschäft einkaufe, denke ich an meine Verwandten in Korea. In einem H-Mart kann ich das *Jeong* spüren, das mich mit der dort einkaufenden Gemeinschaft verbindet – in ein fremdes Land ausgewanderte Koreanerinnen und Koreaner, Fans der koreanischen Küche und Menschen wie ich, die mehr über die koreanische Kultur erfahren möchten. Solche koreanischen Supermärkte sehen aus wie die unteren Etagen jener Kaufhäuser, in denen ich einst mit meinen Eltern in Korea einkaufte: voller *Ahjummas* (älterer Damen) mit Schürzen und Gummihandschuhen, die mit Löffeln *Banchan* für ihre Kundschaft abfüllen. All diese Erinnerungen vermengen sich in dem *Jeong*, das ich für meine koreanische Familie empfinde.

Beim Einkaufen in einem H-Mart lese ich immer die koreanischen Beschriftungen auf den Etiketten, um mehr über das Heimatland meiner Familie zu erfahren, auf der Suche nach Verbindungen zu der kulturellen Identität, die ich allmählich aufgegeben hatte. Ich fühle mich in einer Gemeinschaft mit Menschen, die verstehen, dass ich große Pakete getrockneter Algen und Gläser mit Knoblauchpaste brauche. Nur in koreanischen Supermärkten finde ich Wellness-Produkte wie Heizmatten, Stirnbänder mit Sonnenblende gegen UV-Strahlung, *Borija* (gerösteter Gerstentee) und *Samgyetang*-Sets (Hühnersuppe mit Ginseng), ohne über diese seltsame Zusammenstellung nachdenken zu müssen.

Eines Tages half ich auf dem Weg in Richtung K-Town einem Mann beim Aufstehen, der hingefallen war und dabei den Inhalt seiner Einkaufstasche verstreut hatte. Ich dachte darüber nach, dass ein solches Verhalten für Menschen vollkommen normal ist, die nach dem Prinzip des *Jeong* leben, und versuchte von da an, dieses Prinzip häufiger zu verkörpern. Ich verdoppelte meinen Arbeitseinsatz für gemeinnützige Organisationen und bemühte mich, anderen die Tür aufzuhalten, ihnen ein Lächeln zu schenken oder mit Fremden zu plaudern. Ich nutzte die sozialen Medien, um wieder Kontakt zu verloren geglaubten alten Freunden aufzunehmen, und führte tiefgehende Gespräche mit meinen Lieben. Dabei erkannte ich, dass ich vergessen hatte, mir in meinem geschäftigen Alltag Zeit für solche freundlichen Gesten zu nehmen.

Außerdem arbeitete ich an meinem *Jeong* mit mir selbst – freundlicher und sanfter mit mir selbst umzuspringen, vor allem wenn etwas schiefging. Inzwischen sind Wertschätzung für die kleinen Dinge, die mir gelungen sind, und natürlich Selbstfürsorge in all ihren Formen zentrale Bestandteile meines Tages. Meine *Jeong*-Praxis ist nach wie vor ein Projekt in Arbeit, aber ich merke, dass sie mir jeden Abend ein Gefühl von mehr Glück und Verbundenheit mit anderen beschert.

Mit bestimmten Menschen, die in meinem Leben eine wichtige Rolle gespielt haben, verbindet mich lebenslanges *Jeong*. Dazu gehören meine Mitstudierenden von der Harvard Business School, vor allem die aus Section D, die mir ständig WhatsApps schicken. Oder Freundinnen aus meiner Kindheit, die mich schon kannten, als ich noch eine Zahnspange und lockige Haare hatte. Die *Haenyeo* werden stets *Jeong* miteinander teilen. Und mein buddhistischer Freund Minh findet *Jeong* in seiner religiösen Gemeinschaft, die ein globales Netzwerk von Tempeln des koreanischen Buddhismus umfasst.

Für die Menschen in Korea ist *Jeong* nicht unbedingt etwas, das man definiert, sondern eher etwas, das man erlebt. Es weckt ein Gefühl von Vertrautheit und Trost, und im Kern hat es damit zu tun, großzügig und ohne Erwartung einer Gegenleistung zu geben. Manche Menschen sagen, es sei mit Altruismus gleichzusetzen. Hier sind ein paar Beispiele dafür, wie sich *Jeong* selbst in den kleinsten Dingen zeigen kann:

- einen Snack mit jemandem teilen,
- jemandem beim Tragen einer schweren Tasche helfen,
- den eigenen Platz im Bus oder in der U-Bahn anbieten,
- etwas zu essen vorbeibringen, um neu zugezogene Nachbarn zu begrüßen,
- Fremde ohne Anlass anlächeln, um Freundlichkeit zu verbreiten,
- sich um das Wohlergehen anderer sorgen, beispielsweise, indem man darauf achtet, dass Bekannte warm genug angezogen sind und genügend essen und trinken.

Jeong ist eine freie, entspannte Haltung, die wir alle einnehmen können, um unser Wohlergehen zu fördern. Auch wenn die volle Bandbreite dieses Begriffs etwas einzigartig Koreanisches ist, wird der

Grundgedanke doch in unterschiedlichem Maße auf der ganzen Welt praktiziert, und wir können alle daran teilhaben. Und obwohl die Essenz des *Jeong* darin liegt, gute Energien in die Welt hinauszusenden, ohne dafür eine Belohnung zu erwarten, zeigen Studien doch, dass Empathie, Freundlichkeit, Anteilnahme und Hilfsbereitschaft – allesamt Elemente des *Jeong* – beträchtliche positive Auswirkungen auf unseren Körper und Geist haben, darunter eine Senkung des Blutdrucks und des Stresshormonspiegels. *Jeong* ist wie ein Geschenkkorb voller umfassender warmer Gefühle, wie eine herzliche Umarmung, und kann zur vermehrten Ausschüttung verschiedener »Glückshormone« führen: Serotonin, das Gefühle heiterer Gelassenheit fördert, Dopamin, das Vergnügen und Belohnungen signalisiert, und Oxytocin, das mit Liebe und Zuneigung zusammenhängt. Und wenn wir *Jeong* aufbauen, indem wir lachen, Sport treiben oder draußen sind, produzieren wir außerdem Endorphine, eine vierte Gruppe von Glücksbotenstoffen, die als körpereigene Schmerzmittel bekannt sind. Wenn wir *Jeong* zu unserem Lebensprinzip machen wie die Menschen in Korea, schaffen wir stabilere Beziehungen, entwickeln ein tieferes Zugehörigkeitsgefühl und finden körperlich und geistig gesunde Wege, um mit jenen Herausforderungen umzugehen, die unweigerlich mit einem erfüllten Leben einhergehen.

Traditionen weiterreichen

An meinem *Dol*, meinem ersten Geburtstag, wurde ich mit einem *Hanbok* (einem traditionellen koreanischen Gewand) und einer goldenen Krone herausgeputzt, deren Perlenschnüre neben meinen pummeligen Wangen baumelten. Wie die *Baek-il*-Feier am hundertsten Lebenstag ist das *Dol*-Fest eine fest verwurzelte koreanische Tradition, denn es steht für einen wichtigen Meilenstein im Überleben eines Kleinkinds. Üblicherweise gibt es Berge knallbunten Essens, darunter *Tteok* (Reiskuchen) in allen Regenbogenfarben und dekadent üppig gefüllte Schalen mit schönen Früchten aller Art. Es ist ein Fest für die Augen und für den Magen, eine überreiche Anhäufung von Essen, die als Segenswunsch gedacht ist: Möge das Kind nie im Leben Hunger leiden! Und die Hauptaktivität bei diesem ersten Kindergeburtstag ist das *Doljabi*-Spiel, bei dem das Geburtstagskind aus verschiedenen Gegenständen einen auswählt, der seine potenzielle Berufung im Leben »vorhersagt«.

Gemäß dieser alten Tradition wurde ich vor eine Reihe unterschiedlicher Objekte gesetzt, die alle für meine Familie eine besondere Bedeutung hatten. Meine Auswahl sollte zeigen, in welche Richtung sich mein Leben letztendlich entwickeln würde: Wenn ich nach dem Golfball meines Vaters griff, der vor mir lag, würde ich Golferin oder Sportlerin werden, wenn ich ein Stethoskop aussuchte, die Medizin zum Beruf machen wie er. Der Bleistift würde bedeuten, dass ich unterrichten würde wie mein Großvater. Meine Eltern erzählen, dass ich mich nicht zwischen einer Schale Reis und einem Dollarschein entscheiden konnte. Letztendlich wählte ich den Reis. Wie seltsam und passend, dass ich den Gegenstand aussuchte, der für ein langes und glückliches Leben stand, und dass ich jetzt ein Buch zu genau diesem Thema schreibe!

Meine ganze Kindheit über blitzten immer wieder koreanische Traditionen wie das *Dol*-Fest auf, die außergewöhnlich und unvergesslich waren. Aber als ich älter wurde, wollte ich immer mehr mit der westlichen Kultur verschmelzen, in der ich aufwuchs, und ich übernahm allmählich die Gebräuche und Annehmlichkeiten des modernen Lebens. Wenn meine Familie amerikanische Sehenswürdigkeiten wie das Disneyland besuchte, konnte ich meine Begeisterung kaum zügeln. Ich aß gern Hotdogs und bunt gefärbte Frühstücksflocken und trank am liebsten Orangensaft aus Kartonverpackungen. Nach einiger Zeit vergaß ich vollkommen, die koreanischen Traditionen zu praktizieren, mit denen ich aufgewachsen war. Die Sprache meiner Ursprungskultur, das Wildgemüse

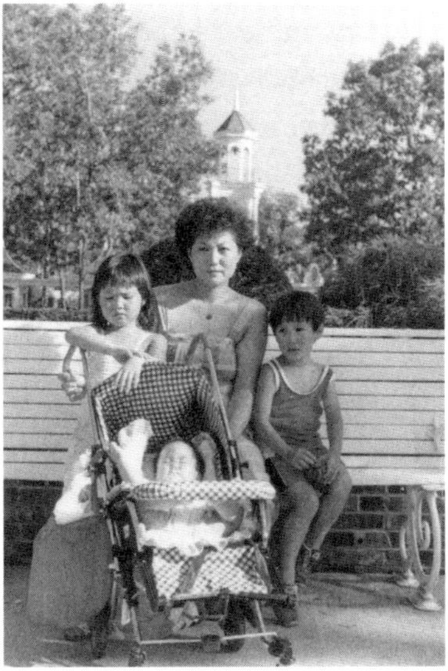

Mit meiner Mutter in Disneyland – ein typisch US-amerikanisches Erlebnis

und die essbaren Algen – allesamt normale Bestandteile meiner frühen Kindheit – verblassten allmählich.

Jede Kultur hat ihre eigenen traditionellen Weisheiten, die bewahrt, geehrt und an die Bedürfnisse der jeweiligen Generation angepasst werden können. Heute wachsen meine Kinder zwischen den Kulturen Asiens und der USA auf, und ich achte darauf, das Wissen früherer Generationen und die Erkenntnisse aus meinem Weg zur Gesundheit an sie weiterzugeben. Ich möchte, dass sie die Weisheit ihrer Ursprungskulturen Korea und China übernehmen, nutzen und sich auf gesunde Weise zu eigen machen.

Eine meiner wichtigsten Leistungen auf diesem Weg bestand darin, meinen Sohn mit seinen damals überaus störrischen Essgewohnheiten umzustimmen. Ich wusste, dass etwas Besonderes im Gange war, als er sich eines Tages mit einem Gericht an den Tisch setzte, das er sich selbst gekocht hatte – einer Schale mit Pilzsuppe und lila Reis aus unserem Kühlschrank, dazu Korianderdressing und Perilla-Blätter vom Vorabend, über die er sich eine halbe Zitrone auspresste. Diese Mahlzeit hatte er sich zusammengestellt, ohne groß darüber nachzudenken. Ich begriff, dass ihm die Vorzüge pflanzenbasierter Ernährung dämmerten, nachdem ich ihm monatelang von meinen Reisen und Erkenntnissen erzählt hatte.

Bei einer anderen Gelegenheit wachte ich morgens auf, weil unten Töpfe klapperten, und sah, dass mein Sohn und meine Tochter gemeinsam in der Küche standen und sich ein einfaches, gesundes Frühstück zubereiteten: ein Omelett mit Gemüsefüllung und dazu Obst sowie mit Sesam bestreute *Namul* (Gemüsebeilagen). Sie halfen sich gegenseitig beim Kochen und Servieren und verwendeten das, was sie im Kühlschrank vorfanden, um es aufzubrauchen. Dann setzten sie sich hin, um zu essen und miteinander zu plaudern – eine unerwartete und herzerwärmende Szene dessen, was ich mittlerweile als jenes koreanische *Jeong* kenne, das sie als unsichtbares Band ein Leben lang zusammenhalten wird.

Ich betrachtete sie staunend, und mir wurde bewusst, dass in unserer Familie eine wunderbare Verwandlung stattgefunden hatte. Vor meinem Krankenhausaufenthalt wäre ich gar nicht imstande gewesen, eine solche Mahlzeit zuzubereiten, aber es war offensichtlich, dass meine Kinder das gleichzeitig mit mir erlernt hatten, während ich altehrwürdige, auf natürliche Weise heilsame Rezepte erkundete. Ich hoffe, es wird ihnen auf ihrem Weg zu einem gesünderen Leben helfen und sie mit dem Wissen unserer Vorfahren verbinden. Außerdem hoffe ich natürlich, dass sie diese Traditionen an ihre eigenen Kinder weitergeben werden.

Mittlerweile weiß ich, dass ich Pausen von meinem geschäftigen Leben brauche. Ich gehe draußen spazieren und lächle häufiger. Wo immer ich hingehe, trage ich Trinkessig, Suppen oder Obst mit mir herum. Ich bereite Eingemachtes zu und fermentiere Lebensmittel selbst. Mir ist klar, dass all diese kleinen Dinge sich zu großen Dingen summieren, und ich tue sie aus Selbstfürsorge. Ich habe entdeckt, dass mir Zeit geschenkt wird, wenn ich mich um meinen Geist, meinen Körper und meine Seele kümmere.

Unser neuestes häusliches Projekt ist eine Kräuterbox, ein schmales Rechteck, das gerade ausreicht, um wechselnde Kräuter und Perilla-Blätter zu beherbergen, die wir aus Samen von Lani's Farm ziehen. Seit wir diesen kleinen Garten haben, verstehen wir, wie viel Zeit, Energie und Fürsorge in den Anbau von solchen Lebensmitteln fließt. Es ist ein riesiger Unterschied zu der Zeit, in der meine Ernährung größtenteils aus rohen Salaten und Essen zum Mitnehmen bestand. Zwar gehe ich immer noch gern zum Essen aus und genieße die Restaurantszene, aber inzwischen esse ich häufiger zu Hause mit der Familie.

Und wir haben uns gemeinsam entschlossen, die ganze Pflanze zu essen, was uns als Familie inzwischen sehr viel bedeutet.

Dank

Um ein Buch zur Welt zu bringen, braucht es gelebte Geschichte mit all ihren Hochs und Tiefs, außerdem all die Menschen, die das eigene Leben berührt haben, denn sie sind es, die Freuden, Lektionen und Inspiration mitbringen. Meine tiefste Dankbarkeit gilt:

Meinen Eltern, dafür, dass sie mir das Leben geschenkt und meine endlosen Fragen über unsere koreanischen Ursprünge beantwortet haben.

Richard, für seine Ermutigung und seine Geduld angesichts meiner unstillbaren Neugier auf alles und jedes. Danke dafür, dass du mein Lebenspartner bist, für deinen klugen Rat und für all die wunderbaren Suppen und Teller mit Essen, die wie von Zauberhand auf meinem Schreibtisch erschienen, während ich stundenlang schrieb und zeichnete und allmählich gesund wurde.

Elliot und Amber dafür, dass sie begeistert mit mir experimentierten und lernten, alle Rezepte testeten und die ganzen neuen Sachen mit Mama kosteten. Ihr habt mir Zuversicht für meine Buchideen gegeben und die Hoffnung, dass wir zusammen das Gute unserer kulturellen Traditionen bewahren und an die nächsten Generationen weitergeben können.

Holly Faulks von Greene & Heaton, die als erste Agentin an mich geglaubt und mein Buch in einen Wirbelwind aus Abenteuern geschickt hat, der für eine Erstlingsautorin unglaublich endete – mit Auktionen und Verträgen in mehreren Ländern. Vielen Dank auch an ihr Team: Kate Rizzo, Imogen Morrell und Mia Dakin.

Lucinda Halpern von Lucinda Literary, die mich geschickt durch eine aufregende Rechteauktion in den USA begleitete, zusammen mit Jackie Ashton.

Bernadette Marron von Piatkus, die als erste Lektorin einen Vertrag mit mir unterschrieb und mich mit editorischem Weitblick dazu ermutigte, mich nicht nur in Worten, sondern auch mit Illustrationen und durch mein koreanisches Erbe auszudrücken.

Sarah Kwak von Harvest, die ebenfalls koreanische US-Amerikanerin ist; sie konnte meinen Weg zurück zu meiner kulturellen Identität nachvollziehen und begleitete mich mit klugen redaktionellen Eingriffen. Vielen Dank auch an Melissa Lofty, die die Einzelteile meiner Entwürfe wunderschön zusammenführte, und an Jacqueline Quirk sowie an Marta Schooler und Lynne Yeamans von HarperDesign.

Tanja Rauch vom DuMont Buchverlag und Sofia Marchand von Planeta, die schon vor der Veröffentlichung die deutschen und spanischen Übersetzungsrechte erwarben, um mein Buch in ihren Teilen der Welt bekannt zu machen.

Jessica Sindler, die mich bei der Stange hielt, Buchkonzepte mit mir testete und meinen Ideen zu echtem Glanz verhalf.

Susan Montgomery, Kara Adamson, Pete McIntosh, Simon Shaw und dem restlichen Team der Hampton Agency für ihren Glauben an meine Vision und die raffinierte Kreativität, die sie in das Buchprojekt einbrachten, sodass zuletzt die Gestaltung und die Illustrationen ebenso wichtig waren wie der Text.

Den Testlesern und -leserinnen, die mein Buch in verschiedenen Stadien seiner Entstehung lasen: Tracey Thomm, Soo Jung Hyun, Chef Naila Varawalla und meine großartige Schwester und Vertraute Dr. Erica Bang.

Allen, die diesem Buchprojekt in kritischen Phasen weiterhalfen: verschiedene Forscher und Absolventen des Seoul National University College of Medicine, darunter mein Vater Dr. Joon J. Bang, Dr. Sang Chul Park und Dr. Yong Choi; die Familie Hwang in Ojina; der Meisterkoch Hooni Kim; Suzy Kim; Steve und Eugena Kwang von der Lani's Farm; Su und James Chen; Lucia Cho und die Familie Gaon; das Dr. Sears Wellness Institute; die Academy of Healing Nutrition; Ming Chen; Alison Jahncke; Dania Shawwa; Jean Kim; Ken Watanabe; Therese Tee und ihre Großmutter, Mrs. Cheng Li Shuk Kam (»Mama«); Dr. Minh Tran; Susan Shapiro; Peter Guzzardi; Lisa Tener; Ambre Morvan; die Testpersonen meiner wissenschaftlichen Umfrage und zahllose andere Menschen, die ich auf meiner Reise traf und die mir mit wertvollen Einsichten neue Wege wiesen.

Meinen Kolleginnen und Kollegen bei den gemeinnützigen Organisationen GrowNYC, BMABHK, The Chivas Venture, HKIS und ATEC sowie meinem wunderbaren Lesekreis in Hongkong – sie alle inspirieren mich dazu, Teil einer nachhaltigeren, gesünderen und gerechteren Welt zu sein.

Und, last but not least, meinen koreanischen und chinesischen Familien, die mir immer die Wärme und Weisheit unseres asiatischen Erbes gezeigt haben. Erst jetzt verstehe und schätze ich, was ihr getan habt.

Anmerkungen

1 United Nations Population Division, »Life Expectancy at Birth, Total (Years)«, World Bank Open Data 2022, https://data.worldbank.org/indicator/SP.DYN.LE00.IN [abgerufen 12. Juli 2024].

2 Vasilis Kontis et al., »Future Life Expectancy in 35 Industrialised Countries: Projections with a Bayesian Model Ensemble«, in: *Lancet* 389 (2017), Nr. 10076, S. 1323–1335, https://doi.org/10.1016/s0140-6736(16)32381-9 [abgerufen 12. Juli 2024].

3 Garnett Cheney, »Vitamin U Therapy of Peptic Ulcer«, in: *California Medicine* 84 (1956), S. 39–42, https://www.ncbi.nlm.nih.gov/pmc/articles/PMC1532869/ [abgerufen 12. Juli 2024].

4 David R. Montgomery und Anne Biklé, *The Hidden Half of Nature: The Microbial Roots of Life and Health*, New York: W. W. Norton and Company 2016.

5 Lawrence A. David et al., »Diet Rapidly and Reproducibly Alters the Human Gut Microbiome«, in: *Nature* 505 (2014), Nr. 7484, S. 559–563, https://doi.org/10.1038/nature12820 [abgerufen 12. Juli 2024].

6 M. Vizzotto et al., »Polyphenols of Selected Peach and Plum Genotypes Reduce Cell Viability and Inhibit Proliferation of Breast Cancer Cells While Not Affecting Normal Cells«, in: *Food Chemistry* 164 (2014), S. 363–370, https://doi.org/10.1016/j.foodchem.2014.05.060 [abgerufen 12. Juli 2024].

7 Ana Slatnar et al., »Response of the Phenylpropanoid Pathway to Venturia inaequalis Infection in Maturing Fruit of ›Braeburn‹ Apple«, in: *Journal of Horticultural Science and Biotechnology* 85 (2010), S. 465–472, https://doi.org/10.1080/14620316.2010.11512699 [abgerufen 12. Juli 2024].

8 Daten für 100 g rohen Apfel mit Schale: U.S. Department of Agriculture, FoodData Central Search Results, 1. April 2019. https://fdc.nal.usda.gov/fdc-app.html#/food-details/171688/nutrients [abgerufen 12. Juli 2024]. Daten für 100 g rohen Apfel ohne Haut: U.S. Department of Agriculture, FoodData Central Search Results, 1. April 2019, https://fdc.nal.usda.gov/fdc-app.html#/food-details/171689/nutrients [abgerufen 12. Juli 2024].

9 Daten für 100 g gekochte Kartoffeln mit Schale: U.S. Department of Agriculture, FoodData Central Search Results, 1. April 2019, https://fdc.nal.usda.gov/fdc-app.html#/food-details/170438/nutrients; Daten für 100 g gekochte Kartoffeln ohne Schale: U.S. Department of Agriculture, FoodData Central Search Results, 1. April 2019, https://fdc.nal.usda.gov/fdc-app.html#/food-details/170440/nutrients [beide abgerufen 12. Juli 2024].

10 Heather Norman-Burgdolf, »Fruit and Vegetable Peels Contain Many Nutrients«, in: *Exclusives*, Martin-Gatton College of Agriculture, 30. September 2021, https://exclusives.ca.uky.edu/2021/fcs/fruit-and-vegetable-peels-contain-many-nutrients [abgerufen 23. Juli 2024].

11 Judith A. Marlett und Tsui-Fun Cheung, »Database and Quick Methods of Assessing Typical Dietary Fiber Intakes Using Data for 228 Commonly Consumed Foods«, in: *Journal of the Academy of Nutrition and Dietetics* 97 (1997), Nr. 10, S. 1139–1151, https://doi.org/10.1016/s0002-8223(97)00275-7; Shahnaz Alvi et al., »Effect of Peeling and Cooking on Nutrients in Vegetables«, in: *Pakistan Journal of Nutrition* 2 (2003), Nr. 3, S. 189–191, https://doi.org/10.3923/pjn.2003.189.191; Changjiang Guo et al., »Antioxidant Activities of Peel, Pulp and Seed Fractions of Common Fruits as Determined by FRAP Assay«, in: *Nutrition Research* 23 (2003), Nr. 12, S. 1719–1726, https://doi.org/10.1016/j.nutres.2003.08.005 [alle abgerufen 23. Juli 2024].

12 Hanna Leontowicz et al., »Comparative Content of Some Bioactive Compounds in Apples, Peaches and Pears and Their Influence on Lipids and Antioxidant Capacity in Rats«, in: *Journal of Nutritional Biochemistry* 13 (2002), Nr. 10, S. 603–610, https://doi.org/10.1016/s0955-2863(02)00206-1 [abgerufen 23. Juli 2024].

13 Daniel McDonald et al., »American Gut: An Open Platform for Citizen Science Microbiome Research«, in: *MSystems* 3 (2018), Nr. 3, https://doi.org/10.1128/msystems.00031-18 [abgerufen 23. Juli 2024].

14 Daten für 100 g Perilla: »Calories in Perilla«, in: *Calorie Slism* (o. J.), https://slism.com/calorie/106095/#foodDataDetail; Daten für 100 g Brokkoli: »Calories in Brokkoli«, in: *Calorie Slism* (o. J.), https://slism.com/calorie/106263/#foodDataDetail [beide abgerufen 23. Juli 2024].

15 Daten für 100 g rohe Kaki: U.S. Department of Agriculture, FoodData Central Search Results,

1. April 2019, https://fdc.nal.usda.gov/fdc-app.html#/food-details/169941/nutrients; Daten für 100 g rohe Äpfel: U.S. Department of Agriculture, FoodData Central Search Results, 1. April 2019, https://fdc.nal.usda.gov/fdc-app.html#/food-details/171689/nutrients [beide abgerufen 23. Juli 2024].

16 Wayne Fields, *What the River Knows: An Angler in Midstream*, Chicago: University of Chicago Press 1996.

17 Else S. Bosman et al., »Skin Exposure to Narrow Band Ultraviolet (UVB) Light Modulates the Human Intestinal Microbiome«, in: *Frontiers in Microbiology* 10 (2019), o. S., https://doi.org/10.3389/fmicb.2019.02410 [abgerufen 23. Juli 2024].

18 Robynne Chutkan, *Das Mikrobiom – Heilung für den Darm: der revolutionäre Weg zu neuer Gesundheit von innen heraus*, aus dem Englischen von Annegret Hunke-Wormser, Kandern: Unimedica 2017.

19 Yon-se Kim, »More than 10,000 Centenarians Reside in Seoul Metropolitan Area«, in: *Korea Herald*, 5. August 2019, https://www.koreaherald.com/view.php?ud=20190805000182#:~:text=Seoul%20had%20the%20largest%20population,South%20Jeolla%20Province%20(794) [abgerufen 23. Juli 2024].

20 A. Prüss-Ustün et al., *Preventing Disease through Healthy Environments*, World Health Organization, 13. September 2018, https://apps.who.int/iris/bitstream/handle/10665/204585/9789241565196_eng.pdf?sequence=1 [abgerufen 23. Juli 2024].

21 Yoonkyung Chang et al., »*Improved* Oral Hygiene Care Is Associated with Decreased Risk of Occurrence for Atrial Fibrillation and Heart Failure: A Nationwide Population-based Cohort Study«, in: *European Journal of Preventive Cardiology* 27 (2020), Nr. 17, S. 1835–1845, https://doi.org/10.1177/2047487319886018 [abgerufen 29. August 2024].

22 Alpana P. Shukla et al., »Food Order Has a Significant Impact on Postprandial Glucose and Insulin Levels«, in: *Diabetes Care* 38 (2015), Nr. 7, S. e98–e99, https://doi.org/10.2337/dc15-0429 [abgerufen 29. August 2024].

23 Tim Althoff et al., »Large-Scale Physical Activity Data Reveal Worldwide Activity Inequality«, in: *Nature* 547 (2017), Nr. 7663, S. 336–339, https://doi.org/10.1038/nature23018 [abgerufen 29. August 2024].

24 Aidan J. Buffey et al., »The Acute Effects of Interrupting Prolonged Sitting Time in Adults with Standing and Light-Intensity Walking on Biomarkers of Cardiometabolic Health in Adults: A Systematic

Review and Meta-Analysis«, in: *Sports Medicine* 52 (2022), S. 1765–1787, https://link.springer.com/article/10.1007/s40279-022-01649-4 [abgerufen 29. August 2024].

25 Junyeon Won et al., »Large-Scale Network Connectivity and Cognitive Function Changes after Exercise Training in Older Adults with Intact Cognition and Mild Cognitive Impairment«, in: *Journal of Alzheimer's Disease Reports* 7 (2023), Nr. 1, S. 399–413, https://doi.org/10.3233/adr-220062 [abgerufen 29. August 2024].

26 Ciao-Lin Ho et al., »Dose-Response Relationship of Outdoor Exposure and Myopia Indicators: A Systematic Review and Meta-Analysis of Various Research Methods«, in: *International Journal of Environmental Research and Public Health* 16 (2019), Nr. 14, Artikel 2595, https://doi.org/10.3390/ijerph16142595 [abgerufen 29. August 2024].

27 American Lung Association, »Breathing Exercises«, https://www.lung.org/lung-health-diseases/wellness/breathing-exercises [abgerufen 29. August 2024].

28 Hanh, Thich Nhat, *Das Wunder der Achtsamkeit*, Berlin: Theseus 2001, S. 44.

29 Mengshi Yi et al., »Tea Consumption and Health Outcomes: Umbrella Review of Meta – Analyses of Observational Studies in Humans«, in: *Molecular Nutrition & Food Research* 63 (2019), Nr. 16, https://doi.org/10.1002/mnfr.201900389 [abgerufen 29. August 2024].

30 Yi et al., »Tea Consumption and Health Outcomes«; Dana Loomis et al., »Carcinogenicity of Drinking Coffee, Mate, and Very Hot Beverages«, in: *Lancet Oncology* 17 (2016), Nr. 7, S. 877–878, https://doi.org/10.1016/s1470-2045(16)30239-x [abgerufen 9. November 2024].

31 Nikolai A. Shevchuk, »Adapted Cold Shower as a Potential Treatment for Depression«, in: *Medical Hypotheses* 70 (2008), Nr. 5, S. 995–1001, https://doi.org/10.1016/j.mehy.2007.04.052 [abgerufen 9. November 2024].

32 Joy Hussain und Marc Cohen, »Clinical Effects of Regular Dry Sauna Bathing: A Systematic Review«, in: *Evidence-Based Complementary and Alternative Medicine*, 24. April 2018, S. 1–30, https://doi.org/10.1155/2018/1857413 [abgerufen 10. November 2024].

33 »Feeling stress? It could seriously harm your health«, *American Institute of Stress*, 1. November 2023, https://www.stress.org/news/feeling-stress-it-could-seriously-harm-your-health/ [abgerufen 10. November 2024].

34 Haemin Sumin, *Die schönen Dinge siehst du nur, wenn du*

langsam gehst, ins Deutsche übertragen von Claudia Seele-Nyima, 4. Aufl., München: Goldmann 2019, S. 265.

35 David Servan-Schreiber, *Das Antikrebs-Buch. Was uns schützt: Vorbeugen und Nachsorgen mit natürlichen Mitteln*, aus dem Englischen von Heike Schlatterer und Ursel Schäfer, München: Verlag Antje Kunstmann 2015.

36 Gabor Maté, *Wenn der Körper nein sagt. Wie verborgener Stress krank macht – und was Sie dagegen tun können*, aus dem Englischen von Annegret Hunke-Wormser, Kandern: Unimedica 2020.

37 Bessel van der Kolk, *Das Trauma in dir. Wie der Körper den Schrecken festhält und wie wir heilen können*, aus dem Amerikanischen von Theo Kierdorf und Hildegard Höhr, Berlin: Ullstein Taschenbuch 2023, S. 322.

38 »Asian Pear vs. Bosc Pear: What Is the Difference?«, in: Versus.com, o. D., https://versus.com/en/asian-pear-vs-bosc-pear [abgerufen 10. November 2024].

39 Young Hyun Hwang und J. C. Lee, »Variation of Asparagine and Aspartic Acid Contents in Soybean Sprouts«, in: *Korea-Science, Korean Society of Crop Science* (Republik Korea) 1996.

40 Dhan Prakash et al., »Antioxidant and Free Radical-Scavenging Activities of Seeds and Agri-Wastes of Some Varieties of Soybean (Glycine max)«, in: *Food Chemistry* 104 (2007), Nr. 2, S. 783–790, https://doi.org/10.1016/j.foodchem.2006.12.029 [abgerufen 10. November 2024].

41 »내손안에 동의보감«, o. D., https://kc.mediclassics.kr/cont/contents.do?mobile_content_seq=30192#contentsListScroll_30192, [abgerufen 10. November 2024].

42 Ming-Yue Ji et al., »The Pharmacological Effects and Health Benefits of Platycodon grandiflorus –A Medicine Food Homology Species«, in: *Foods* 9 (2020), Nr. 2, Artikel 142, https://doi.org/10.3390/foods9020142, [abgerufen 10. November 2024].

43 Mayo Clinic, »Chronic Daily Headaches«, 9. April 2019, https://www.mayoclinic.org/diseases-conditions/chronic-daily-headaches/symptoms-causes/syc-20370891 [abgerufen 10. November 2024].

44 Jesús Peteiro et al., »Prediction of Cardiovascular, Cancer and Non-cardiovascular Non-cancer Death by Exercise Echocardiography«, in: *European Journal of Preventive Cardiology*, 27 (2020), Nr. 19, S. 2151–2154, https://doi.org/10.1177/2047487319869692 [abgerufen 10. November 2024].

45 »내손안에 동의보감«, o. D., https://kc.mediclassics.kr/cont/contents.do?mobile_content_seq=30192#-

contentsListScroll_30192 [abgerufen 10. November 2024].
46 Christopher K. Chung und Samson J. Cho, »Conceptualization of Jeong and Dynamics of Hwabyung«, in: *Psychiatry Investigation* 3 (2006), Nr. 1, S. 46–54.
47 Robert Waldinger und Marc Schulz, *The Good Life: Lessons from the World's Longest Scientific Study of Happiness*. New York: Simon & Schuster 2023.
48 Liz Mineo, »Harvard Study, Almost 80 Years Old, Has Proved that Embracing Community Helps Us Live Longer, and Be Happier«, in: *Harvard Gazette*, 11. April 2017, https://news.harvard.edu/gazette/story/2017/04/over-nearly-80-years-harvard-study-has-been-showing-how-to-live-a-healthy-and-happy-life/ [abgerufen 10. November 2024].
49 Social Isolation and Loneliness in Older Adults, Washington, D. C.: National Academies Press eBooks, 2020, https://doi.org/10.17226/25663 [abgerufen 10. November 2024].

Rezeptverzeichnis